AF545696

OXYMEL

1. Auflage September 2023

Lektorat: Christina Neuhaus

Umschlaggestaltung, Satz und Layout: Karas Grafik, Wien

ISBN: 978-3-86445-954-2

Gerne senden wir Ihnen unser Verlagsverzeichnis
Kopp Verlag
Bertha-Benz-Straße 10
D-72108 Rottenburg
E-Mail: info@kopp-verlag.de
Tel.: (0 74 72) 98 06–10
Fax: (0 74 72) 98 06–11

Unser Buchprogramm finden Sie auch im Internet unter:
www.kopp-verlag.de

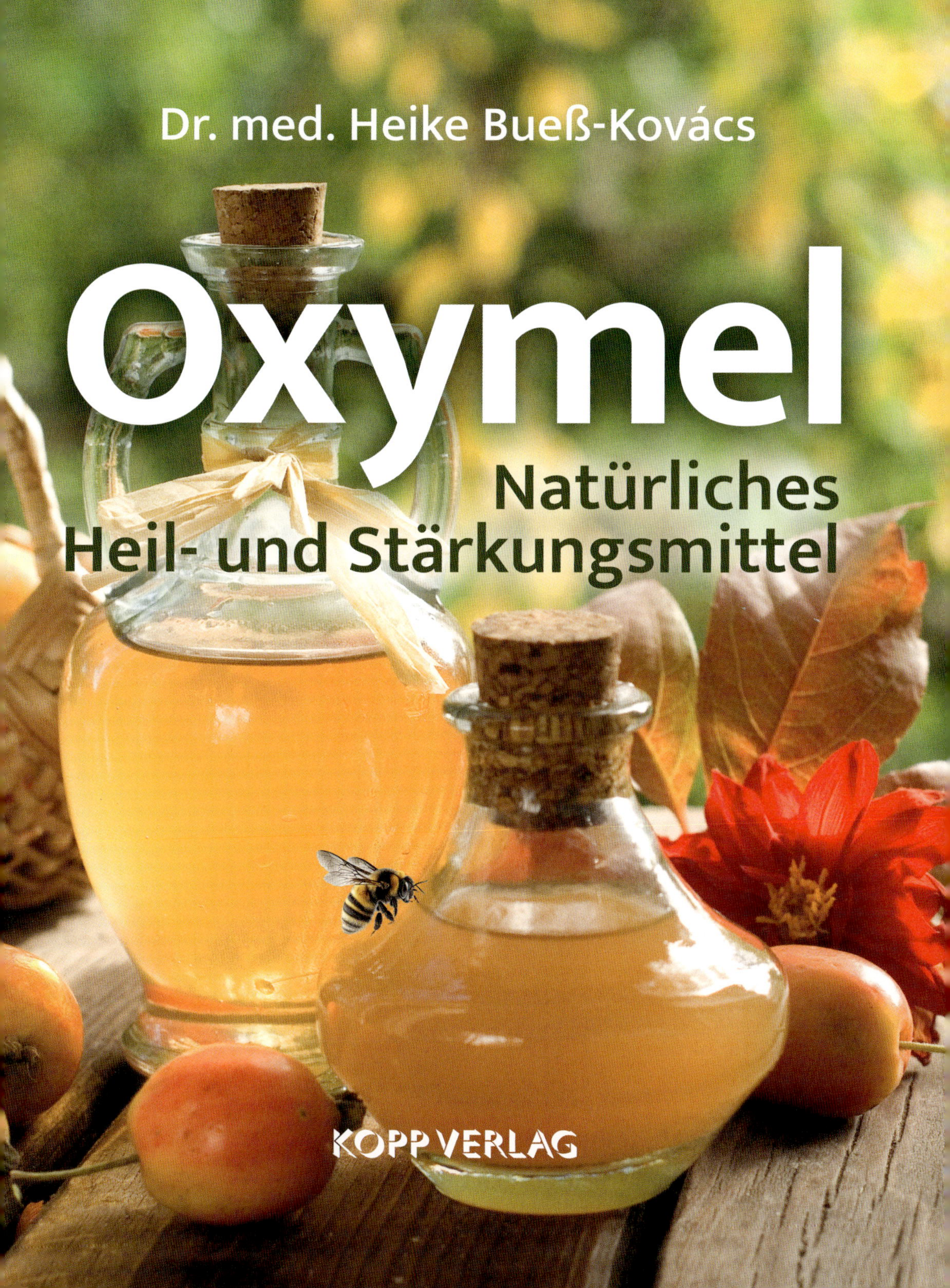
Dr. med. Heike Bueß-Kovács
Oxymel
Natürliches
Heil- und Stärkungsmittel
KOPP VERLAG

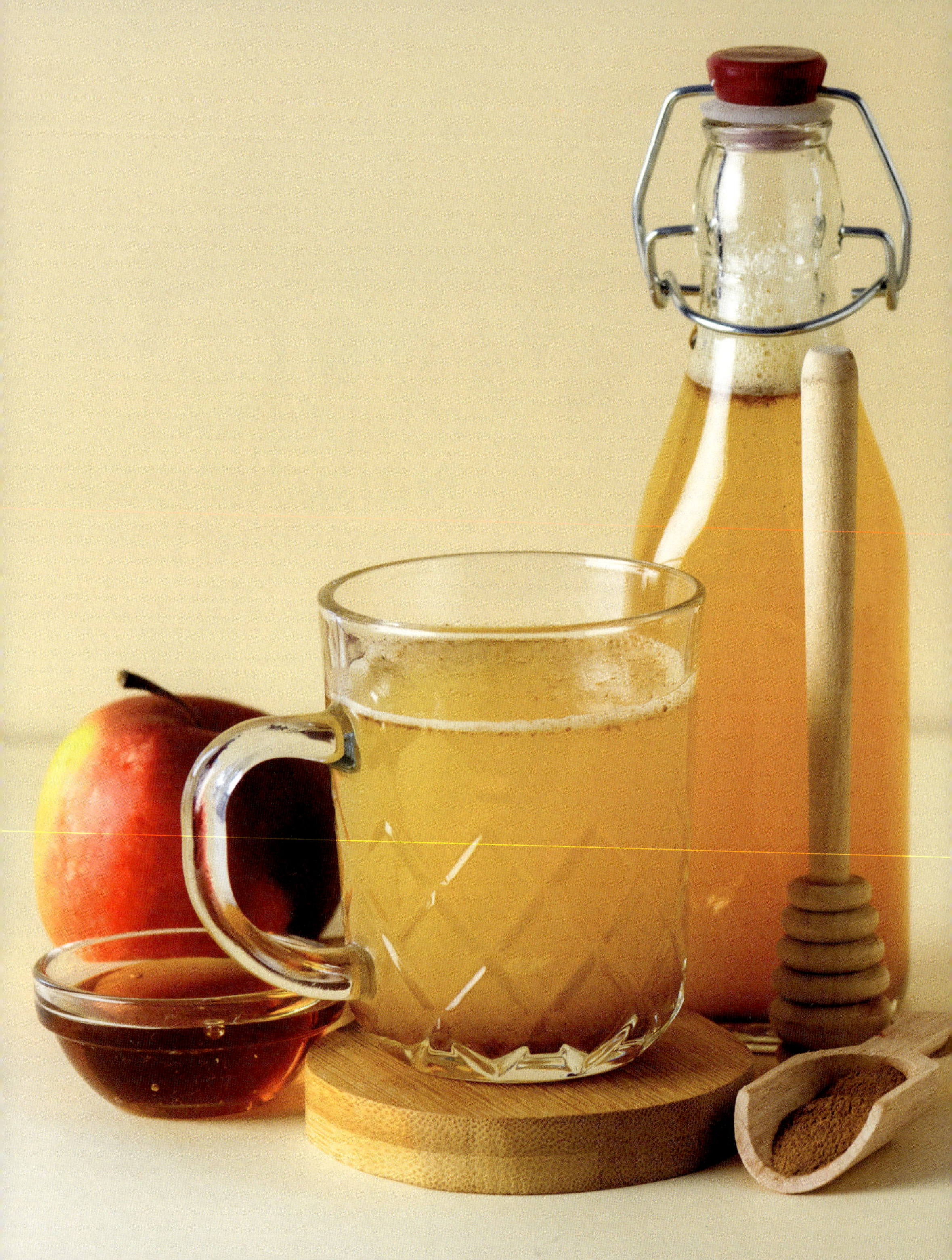

Inhalt

GROSSER PRAXISTEIL:

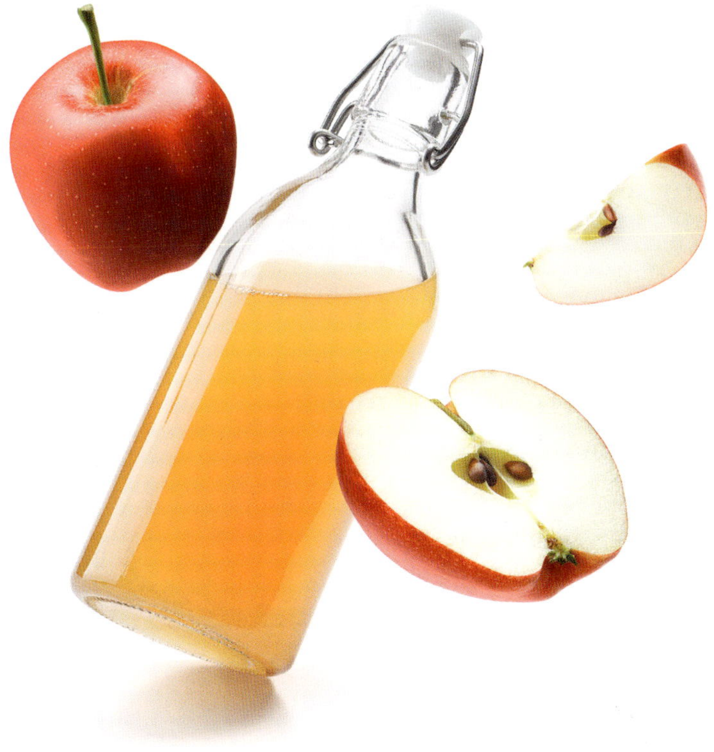

VORWORT

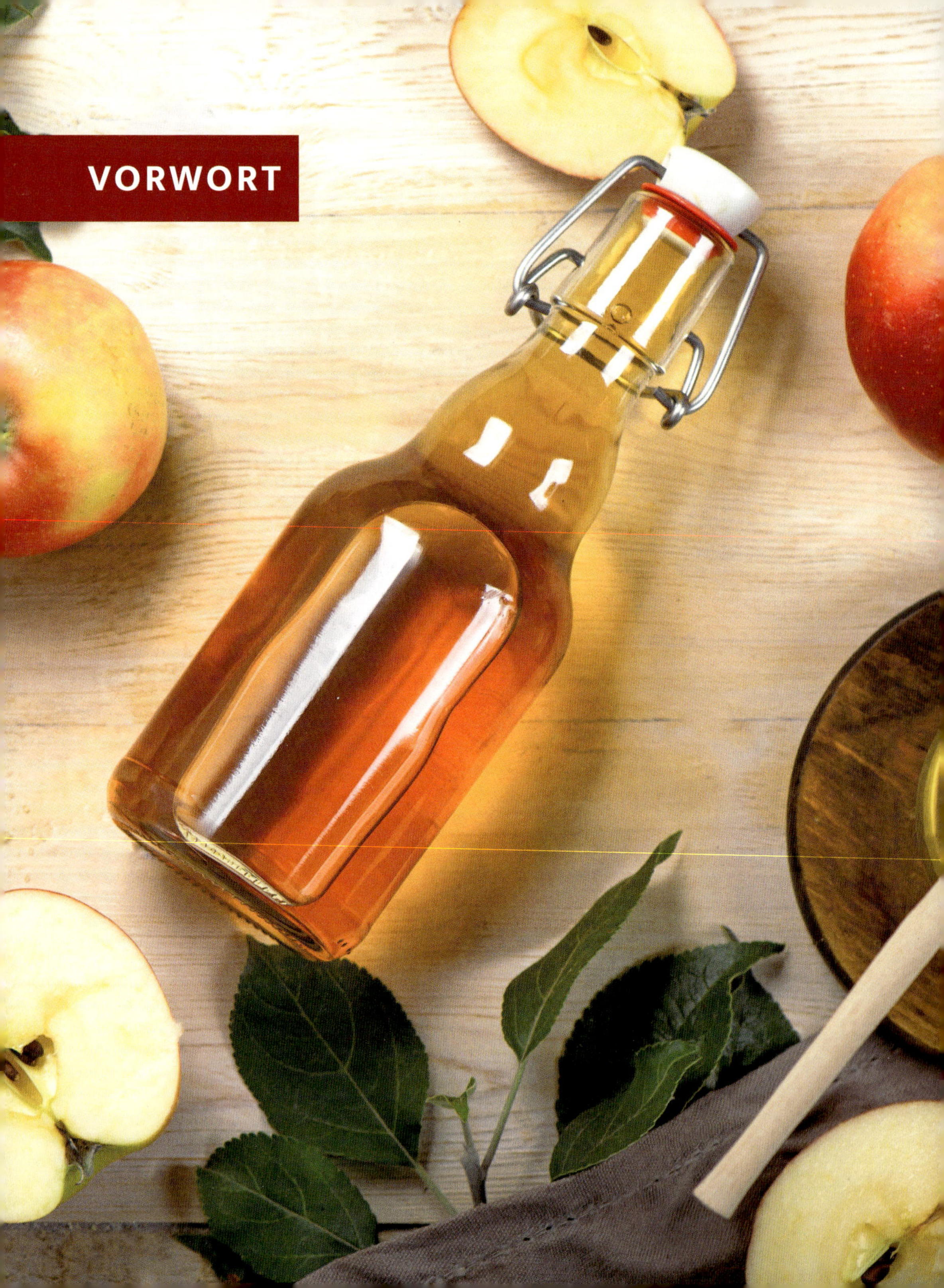

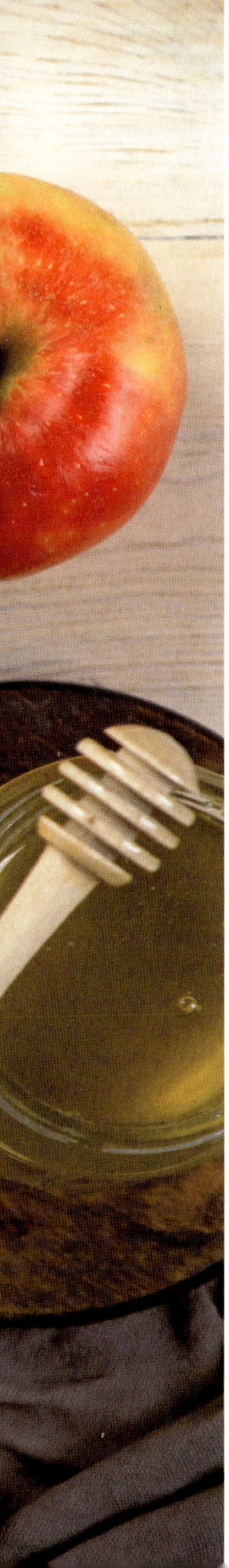

Vorwort

Ein uraltes Naturheilmittel erfährt gerade eine Renaissance: Oxymel. Der Name leitet sich von den griechischen Wörtern *oxy* (»sauer«) und *méli* (»Honig«) ab. Im Deutschen wird Oxymel als Sauerhonig oder auch saurer Sirup bezeichnet.

Das Naturheilmittel blickt auf eine fast 2500 Jahre alte Geschichte zurück und fand in den Gesundheitslehren fast aller Kulturen Beachtung. So hatte Oxymel als natürliches Therapeutikum einen festen Platz in der indischen Ayurveda-Medizin, der TCM, im alten Persien, in der Antike sowie in der Klostermedizin des Mittelalters. Hippokrates von Kos, Pedanios Dioskurides, Galen von Pergamon und viele andere Heilkundige der Antike führten Aufzeichnungen zu den Heilwirkungen von Oxymel. Der griechische Arzt Pedanios Dioskurides, der im 1. Jahrhundert n. Chr. im Römischen Reich lebte, widmete sich besonders intensiv dem Sauerhonig und seinen verschiedenen Zubereitungsformen. Im fünften Buch seines berühmten Hauptwerkes *De materia medica* beschrieb er verschiedene Mischungen aus Wein, Wasser, Honig und Essig. »Das war bis weit in die Neuzeit relevant«, erklärt Tobias Niedenthal von der Forschergruppe Klostermedizin, »bei uns in der Renaissance sogar noch mehr als im Mittelalter«.

Oxymel galt schon früh als Allheilmittel, als sogenanntes *Panaceum*, das bei zahlreichen Krankheiten und Beschwerden – praktisch von Kopf bis Fuß – angewendet wurde: von Fieber, Entzündungen, Schmerzen, Husten und Erkältung über Magen-Darm-Beschwerden bis hin zu äußerlichen Wunden, Müdigkeit und Erschöpfung. Überliefert sind zahlreiche Heilmittel mit Oxymel, welche die Bedeutung dieser Arzneiform dokumentieren. Vor allem die lange Haltbarkeit der Mischung schien die Heilkundigen von damals zu beeindrucken, und sie wird heute wieder als großer Vorzug geschätzt. Allerdings mussten unsere Vorfahren mitunter auch negative Erfahrungen im Zusammenhang mit Oxymel machen. So wurden als Zusätze nicht immer nur gut verträgliche Heilpflanzen verwendet, sondern auch giftige wie die Herbstzeitlose (*Colchicum*) oder die Meerzwiebel (*Scilla maritima*). »Einige stark giftige Drogen waren bis weit ins 20. Jahrhundert durchaus gebräuchlich«, erklärt Tobias Niedenthal, »aber das war auch damals schon weit außerhalb des Bereiches der Selbstmedikation. Deshalb hat so etwas in Ratgeberbüchern natürlich nichts zu suchen«.

Lange Zeit war Oxymel nahezu vollkommen in Vergessenheit geraten, möglicherweise auch wegen der Giftpflanzen, die früher gelegentlich in Kombination mit Sauerhonig verwendet wurden. Doch mit dem zunehmenden Interesse an natürlichen Heilmethoden erfreut sich die Mischung wieder großer Beliebtheit und liegt stark im Trend.

Bestimmte Essigsorten weisen in Verbindung mit Honig eine antibakterielle und Antibiofilmaktivität auf

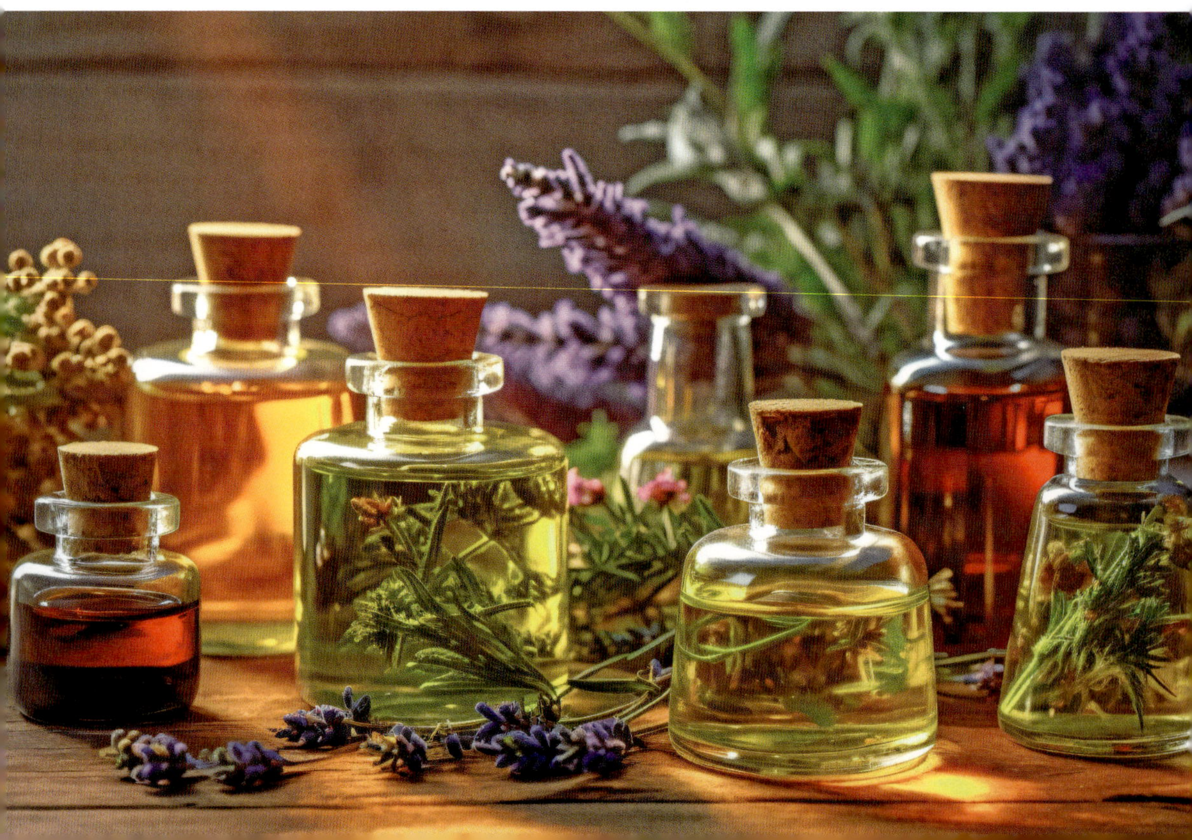

Auch die Wissenschaft scheint wieder großes Interesse an dem alten Heilelixier zu haben. In einer brandneuen Studie, die im angesehenen Magazin *Microbiology* veröffentlicht wurde, stellte ein britisches Forscherteam von der University of Warwick fest, dass bestimmte Essigsorten in Verbindung mit Honig eine antibakterielle und Antibiofilmaktivität aufweisen. Die Wissenschaftler rund um die Mikrobiologin Dr. Freya Harrison fanden dabei heraus, dass Essig und Honig synergistisch wirken, das heißt, sich in ihrer Fähigkeit, Krankheitserreger zu schwächen, perfekt ergänzen. Oxymel ist also eine echte Medizin.

Zudem ist der Sauerhonig gut verträglich und kann mit zahlreichen natürlichen Zusätzen kombiniert werden. Mit ein paar Grundkenntnissen lässt sich der Sauerhonig auch leicht selbst herstellen und kann als Eigenproduktion einen dauerhaften Platz in der Hausapotheke einnehmen.

In diesem Ratgeber erfahren Sie alles Wissenswerte zu Oxymel, vor allem, welche Inhaltsstoffe diese Naturarznei so wirkungsvoll machen. In einem umfassenden Praxisteil erhalten Sie ausführliche Informationen über die Anwendung von Sauerhonig bei verschiedenen Krankheiten und Beschwerden – hier auch in Kombination mit Therapieempfehlungen aus der Volksheilkunde des Naturgelehrten und Pfarrers Sebastian Kneipp.

Im Rezeptteil des Buches bekommen Sie jede Menge Anregungen und Anleitungen für Oxymelzubereitungen zum Selbermachen – und das garantiert nur mit Heilpflanzen, die vollkommen ungiftig sind!

KAPITEL 1

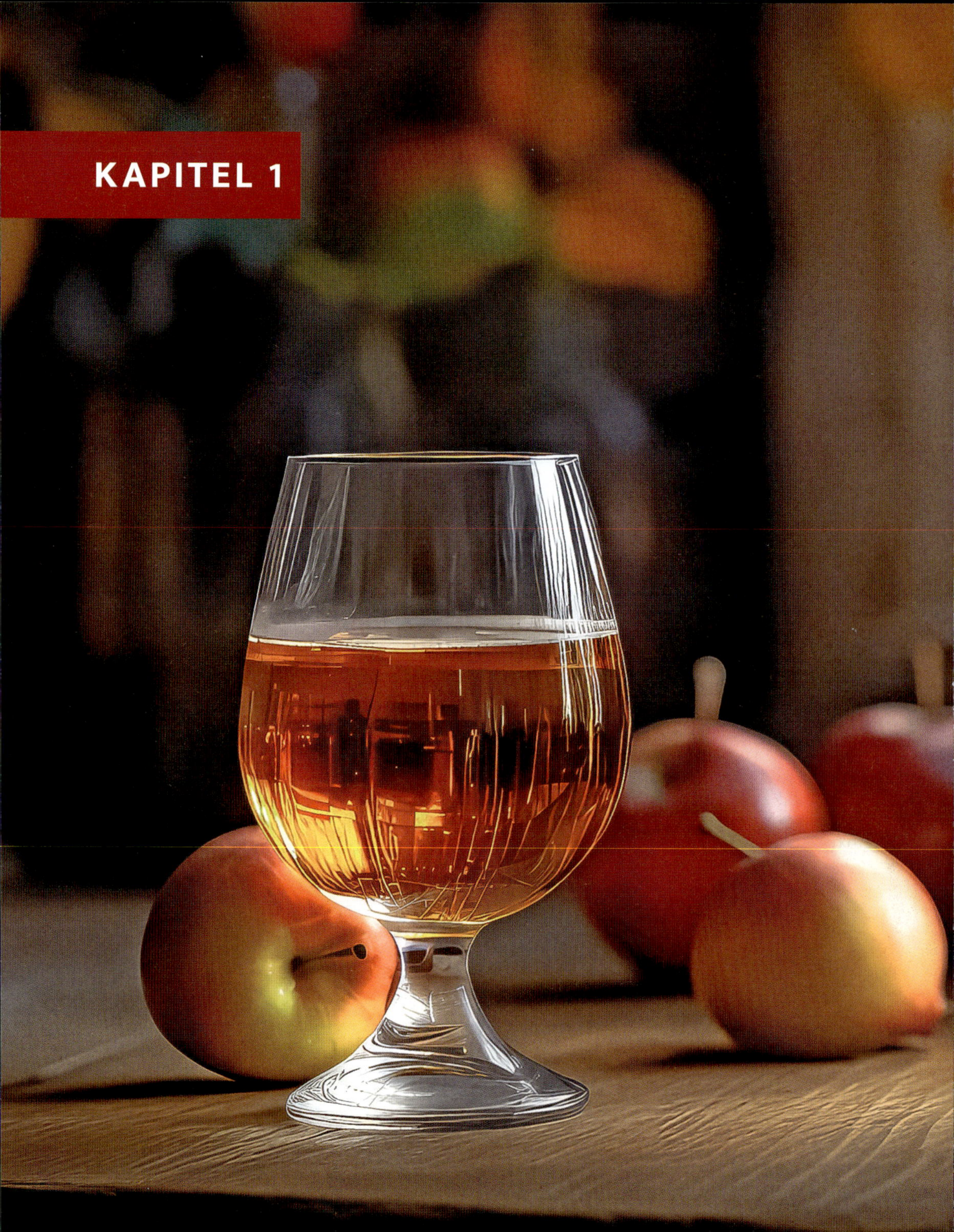

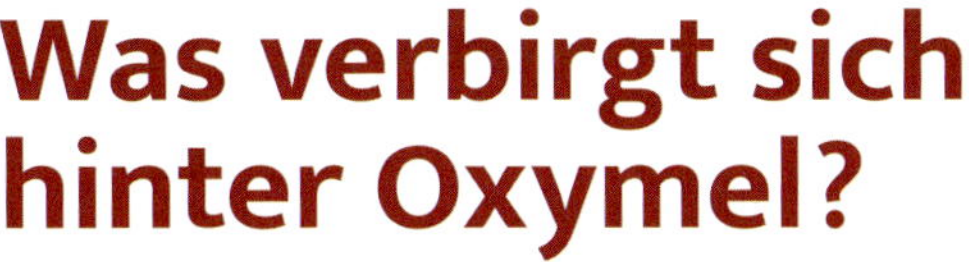

Was verbirgt sich hinter Oxymel?

Wer denkt, Oxymel sei lediglich ein Gemisch aus zwei Zutaten – Essig und Honig –, der irrt. Durch das Zusammenführen der Komponenten entsteht ein weitaus größeres Wirkspektrum als durch die Summe der Inhaltsstoffe alleine. Essig und Honig sind also ideale Partner, wenn es um die Gesundheit geht. Und das ist – wie bereits im Vorwort erwähnt – schon seit langer Zeit bekannt. Bereits in der Antike nutzten die Menschen die erstaunlichen Heilwirkungen des Sauerhonigs, um zum Beispiel Atemwegserkrankungen zu behandeln oder Verdauungsbeschwerden zu lindern. Auch als Stärkungsmittel war Oxymel hoch geschätzt. So verabreichten griechische Heilkundige ihren Athleten Sauerhonig, um sie sportlich in Bestform zu bringen. Nicht zuletzt wusste man vor gut 2500 Jahren in Griechenland, im Orient und in anderen Kulturen, dass sich der Sirup aus Essig und Honig hervorragend zum Entgiften eignet, da er den Stoffwechsel anregt, die Zellerneuerung aktiviert und auf diese Weise sogar zu einer Verjüngung des Körpers beitragen kann.

Auch in Persien hat der Sauerhonig eine lange Tradition und wird als Sekanjabin (*serke* = Essig, *angabin* = Honigsüße) bezeichnet. So ist es nicht verwunderlich, dass der Honigessig auch im heutigen Iran einen festen Platz in der Gesundheitsküche hat. Sekanjabin und das nach ihm benannte Getränk Sharbat-e Sekanjabin – eine Kombination von Sekanjabin mit Minze – werden im Sommer gerne als Erfrischung gereicht. In vielen iranischen Familien wird das Ritual gepflegt, an heißen Sommernachmittagen unter dem Schatten eines Baumes ein Picknick mit frischen Salatblättern und Sekanjabin als Dip zu genießen. Für das Erfrischungsgetränk werden gewöhnlich zwei bis drei Esslöffel des Minzsauerhonigs in einem Trinkglas mit Wasser aufgefüllt und mit frischen Minzblättern dekoriert. Oft werden zuvor noch geraspelte Gurken und Eiswürfel ins Glas gegeben.

Im alten Persien, in der griechischen und römischen Antike sowie in der Klostermedizin des Mittelalters sind zahlreiche Arzneien be-

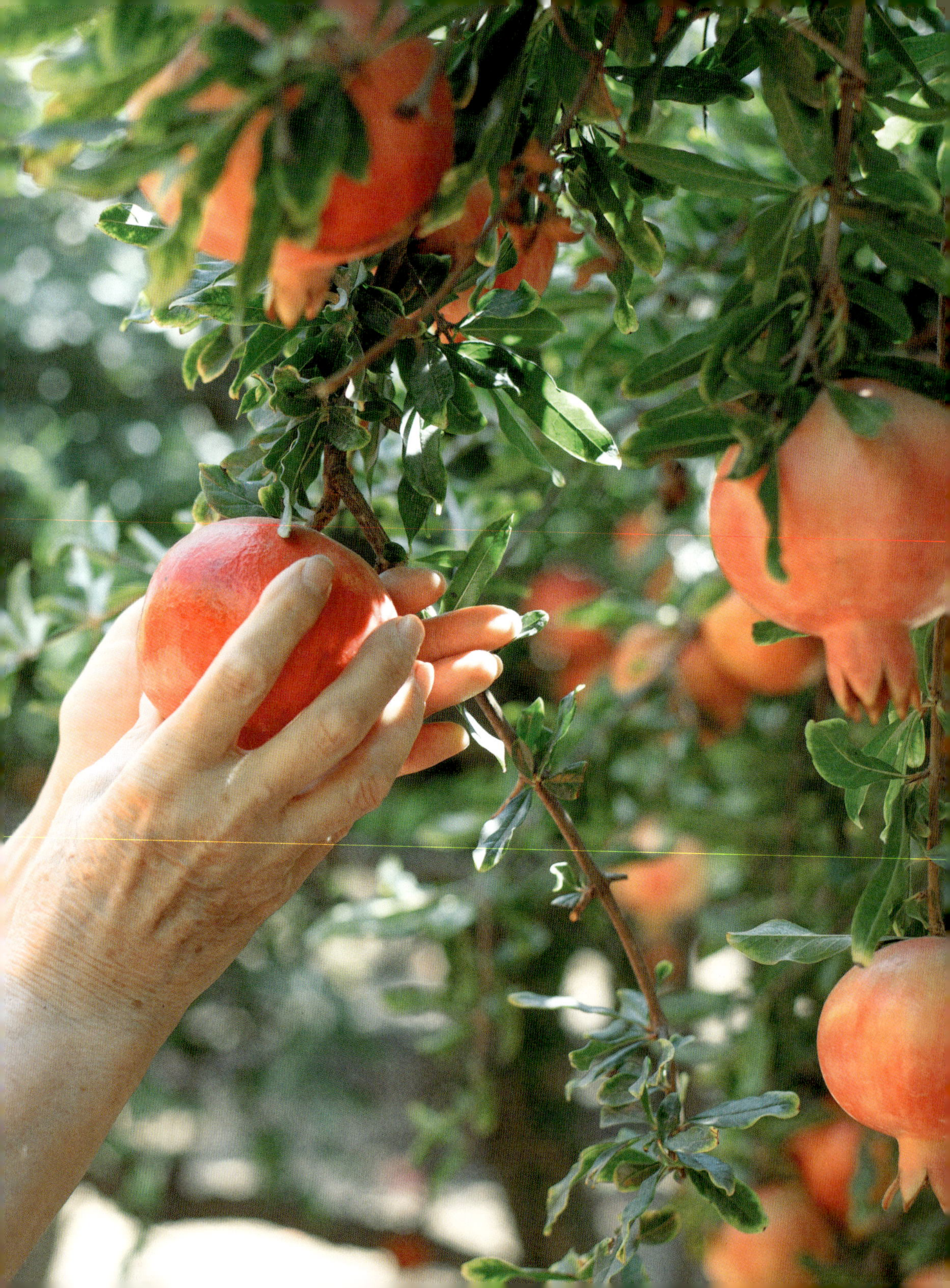

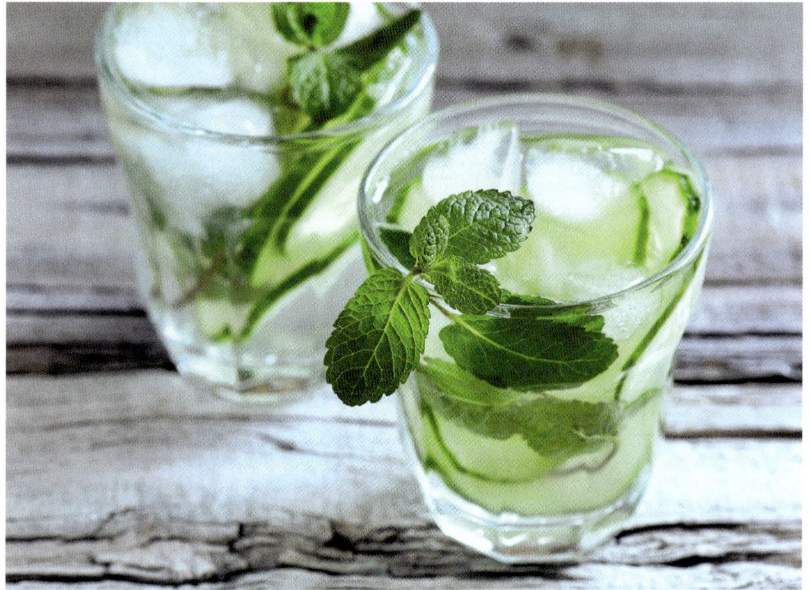

In Persien ist Oxymel als Sekanjabin bekannt, ein Erfrischungsgetränk für heiße Sommertage. Es kann mit Gurke und frischen Minzeblättern garniert werden

schrieben, die auf einer Kombination von Oxymel mit verschiedenen Heilpflanzen beruhen. Schon früh hatten die Gelehrten und Heilkundigen erkannt, dass sich Oxymel ideal als alkoholfreie Tinktur eignet, die stark genug ist, um Pflanzenwirkstoffe zu extrahieren. In alten Arzneibüchern finden sich Kombinationen von Sauerhonig mit beispielsweise Meerrettich oder Knoblauch, aber auch mit Granatapfel, Quitte oder Schwarzen Johannisbeeren.

Heutzutage lassen sich sehr viele in der Phytotherapie bekannten und genutzten Heilpflanzen mit Oxymel kombinieren, seien es Kräuter wie Salbei, Rosmarin oder Thymian, Blüten von Linde, Holunder oder Lavendel oder Samen wie Fenchel oder Kümmel. Der Fantasie und den Möglichkeiten sind praktisch keine Grenzen gesetzt.

KAPITEL 2

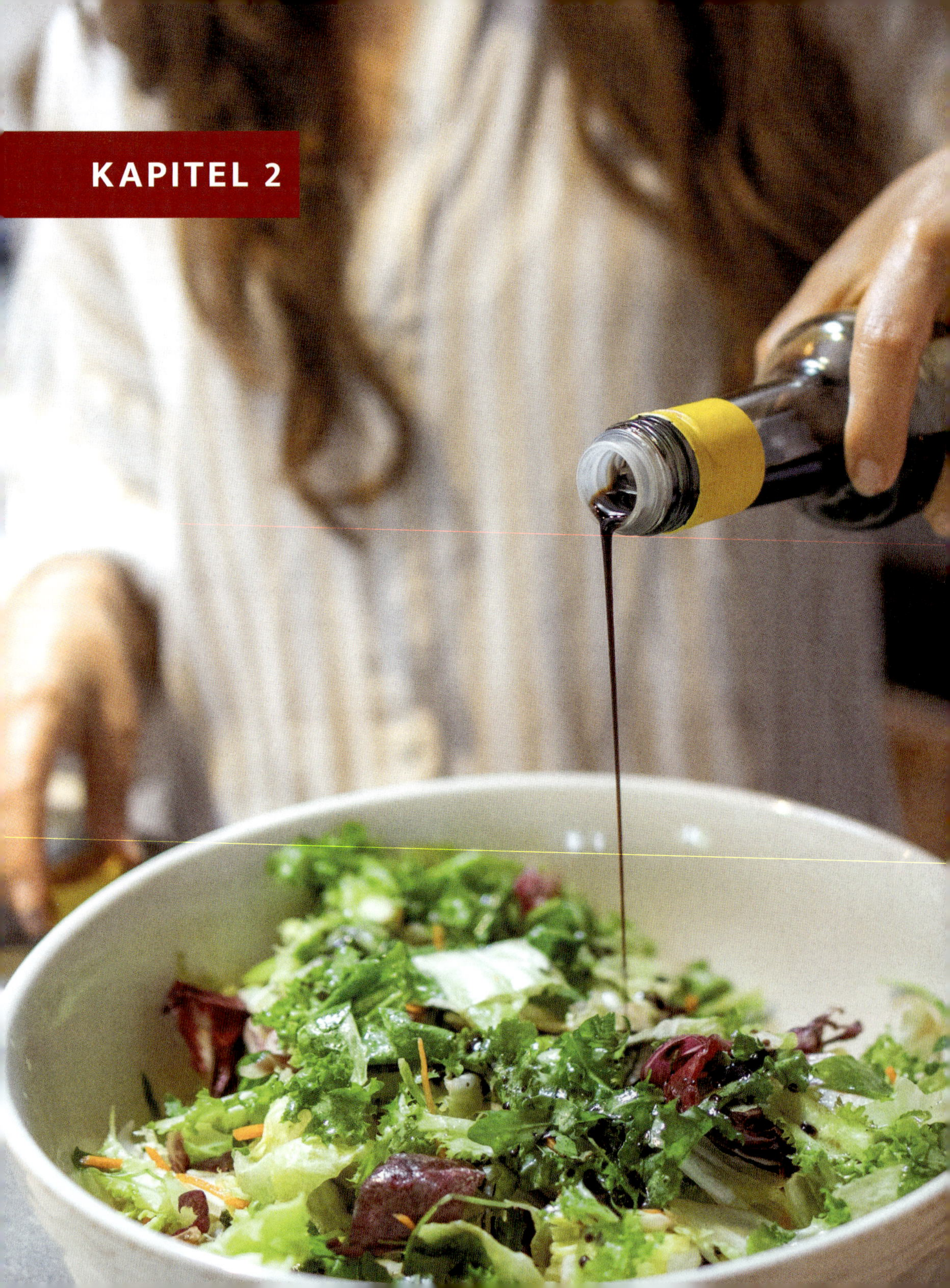

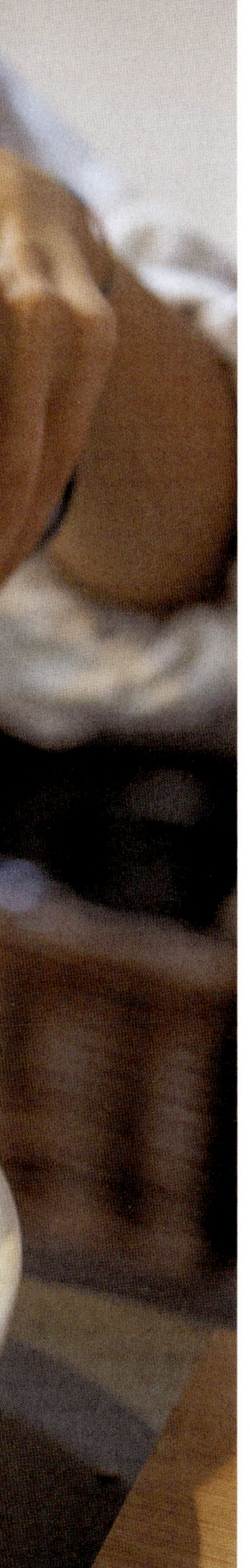

Das Geheimnis des Essigs

Essig hat einen festen Platz in der Alltagsküche und verfeinert das Aroma sehr vieler Speisen. Vor allem für Salatdressings ist Essig zumeist unerlässlich, da er der Soße einen fein säuerlichen Geschmack verleiht. Aber auch aus der Naturheilkunde ist Essig nicht wegzudenken. Schon seit alters her wurden Essigessenzen zu therapeutischen Zwecken verwendet und für die Behandlung verschiedenster Krankheiten und Beschwerden eingesetzt. Nicht zuletzt hat Essig einen hohen Stellenwert im täglichen Leben, etwa bei der Reinigung und Desinfektion im Haushalt oder der Körperhygiene und Kosmetik.

Wie entsteht Essig?

Essig entsteht durch die Einwirkung von Bakterien mit dem Namen *Acetobacter*. Diese Bakterien wandeln Alkohol in Essigsäure um. Der Alkohol, der für den Umwandlungsprozess benötigt wird, kann verschiedensten Ursprungs sein. Zumeist handelt es sich um Trauben- oder Obstweine. Hier können dann beispielsweise Rotwein-, Weißwein- oder Apfelessige entstehen, die im Übrigen die häufigsten Essigsorten darstellen. Essig kann aber auch aus Reis- oder Branntwein, Bier sowie verschiedenen anderen Obstsorten gewonnen werden. Seltener als der – klare oder trübe – Apfelessig, aber bestimmt ebenso interessant und schmackhaft, sind etwa Cranberry-, Erdbeer-, Granatapfel-, Himbeer- oder Holunderessig. Auch sehr beliebt in der Küche sowie für medizinische Anwendungen sind Kräuteressige. Diese können mit einem einzelnen Würzkraut oder mit mehreren Kräutern angesetzt werden.

Für eine mediterrane Note eignen sich etwa Kräutermischungen mit Oregano, Thymian, Basilikum und Rosmarin. Zitronenmelisse und Minze verleihen dem Kräuteressig einen besonders frischen Geschmack. Mischungen aus klassischen Küchenkräutern mit Petersilie, Schnittlauch, Dill und Kerbel passen hervorragend zu frischen Blattsalaten sowie zu Tomaten- oder Gurkensalat.

Das A und O: die Fermentation

Die Essigsäurebakterien setzen in der alkoholischen Flüssigkeit einen Gärungsprozess in Gang. Diesen Prozess nennt man Fermentation oder auch Fermentierung. Die *Acetobacter*-Bakterien siedeln sich auf dem Wein oder Bier an und verwandeln das alkoholische Getränk unter Zuhilfenahme von Sauerstoff nach und nach in Essig.

In früheren Zeiten war dies ein zeitaufwendiger Prozess, der leicht ein halbes oder sogar ein ganzes Jahr in Anspruch nehmen konnte. Unsere Ururgroßeltern verwendeten Tonkrüge zur Herstellung von Essig; bei der professionellen Essigproduktion wurden größere Behälter wie Holzfässer benutzt. Wein oder Bier mit einem Alkoholgehalt zwischen 4 und 7 Prozent wurde im offenen Krug oder Fass einfach sich selbst überlassen, und dann hieß es warten. Essigsäurebakterien, die sich in der Luft befanden oder von Fruchtfliegen trans-

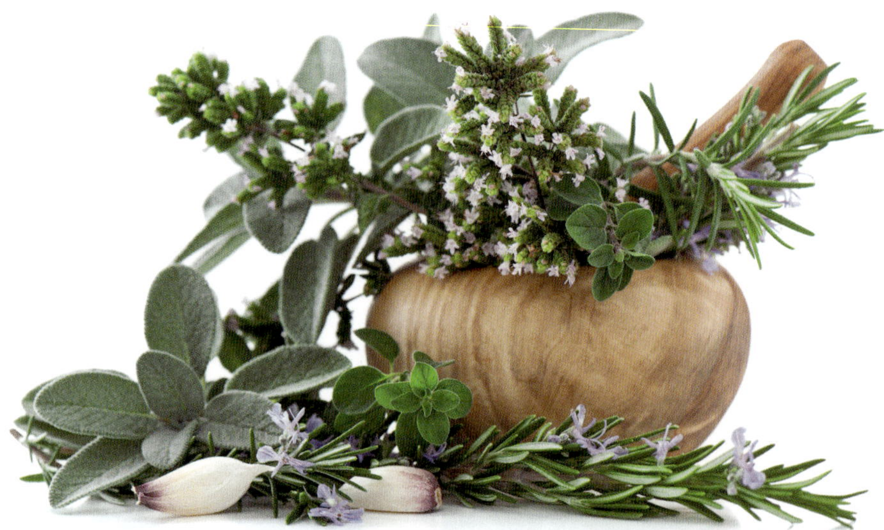

Mediterrane Kräuter passen hervorragend zu Blatt-, Tomaten- und Gurkensalat

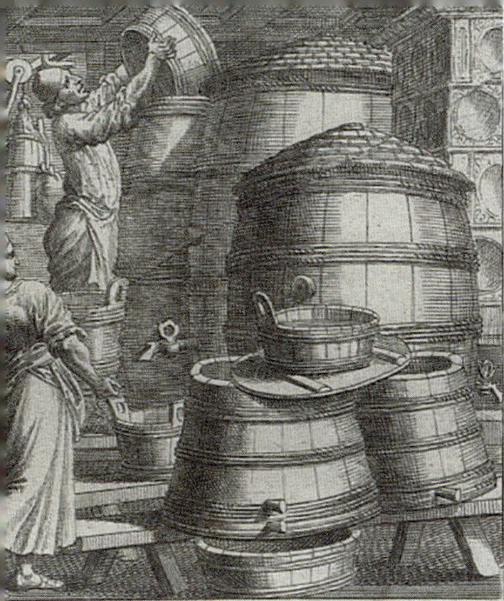

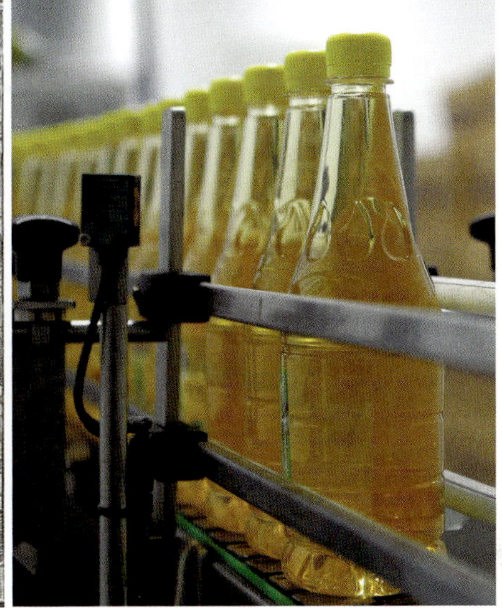

Essigproduktion früher (links) und heute (rechts)

portiert wurden, konnten sich auf der Oberfläche der alkoholischen Flüssigkeit niederlassen und den Gärungsprozess initiieren, sodass mit Glück und Geduld nicht Wein aus Wasser, sondern Essig aus Wein wurde. Neben Geduld brauchte man auch Glück, da der gesamte Prozess recht störanfällig und vieles dem Zufall überlassen war. So konnten beispielsweise nicht nur die erwünschten *Acetobacter*-Bakterien in die offenen Krüge und Fässer gelangen, sondern auch vieles andere, was darüber hinaus in der Luft umherschwirrte, wie Pilzsporen oder Staubpartikel. Kam es zu Verunreinigungen oder gar zu Schimmelbesatz, war das ganze Warten umsonst, und es hieß: Essig ist's mit dem Essig.

In der modernen Essigproduktion wird hingegen nichts mehr dem Zufall überlassen, und auch die Wartezeiten bis zum Erhalt des säurehaltigen Naturproduktes sind extrem verkürzt. Statt eines halben oder ganzen Jahres benötigt der Fermentierungsprozess nun nur noch wenige Tage. Die alkoholische Grundflüssigkeit wird in großen Tanks gelagert, und die benötigten Bakterienstämme gelangen auch nicht mehr über Fruchtfliegen auf die Oberfläche, sondern werden gezielt appliziert. Die Sauerstoffzufuhr erfolgt über spezielle Belüftungssysteme, und auch die Temperatur von 25 bis 30 Grad Celsius wird streng und konstant eingehalten, da sich die Bakterien in diesem Bereich ideal vermehren und ihre Arbeit der Fermentation perfekt bewerkstelligen können.

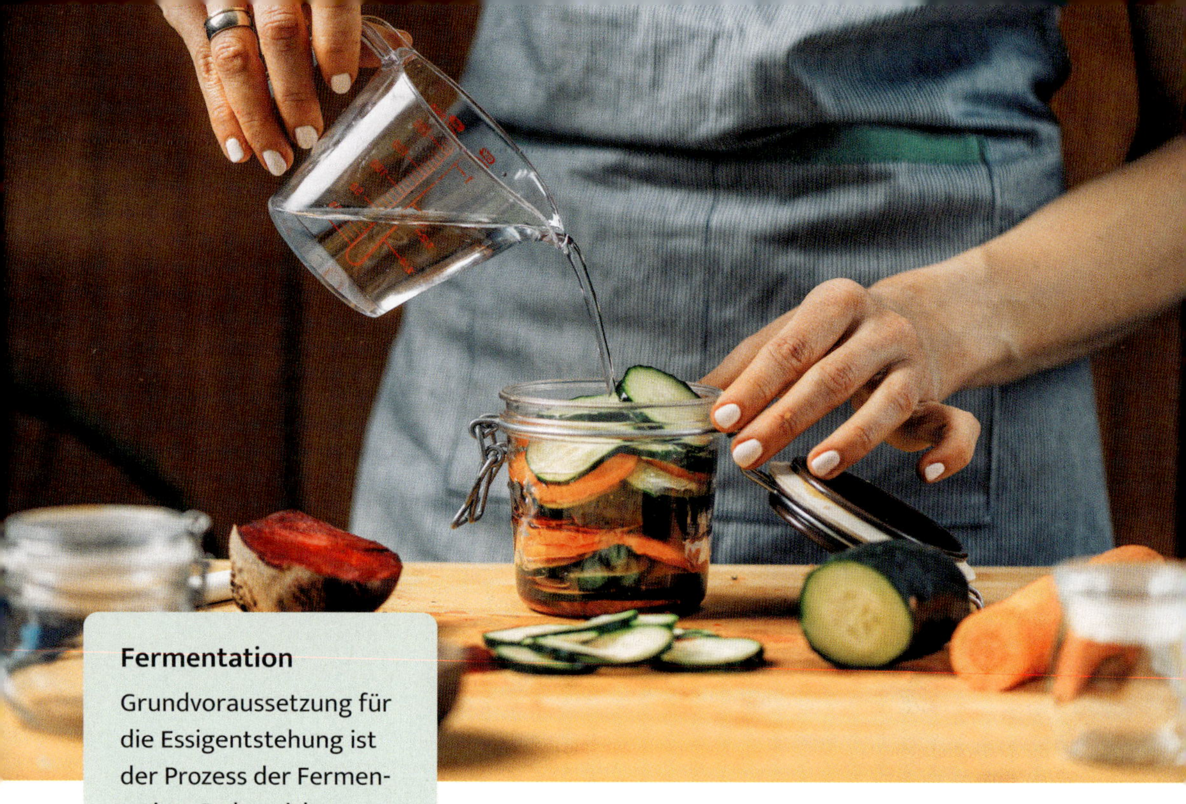

Fermentation

Grundvoraussetzung für die Essigentstehung ist der Prozess der Fermentation. So bezeichnet man eine mikrobielle oder enzymatische Umwandlung organischer Stoffe in Säure, Gase oder Alkohol. Im Fall des Essigs findet die Umwandlung durch Essigsäurebakterien statt, mit denen alkoholische Flüssigkeiten wie Rot-, Weiß- oder Obstwein »geimpft« werden.

Was ist eine Essigmutter?

Dass Essig eine Mutter und vielleicht gar einen Vater haben könnte, erscheint doch ziemlich kurios. So ist es natürlich auch nicht. Als Essigmutter (auch Essigkahm oder Essigpilz) bezeichnet die Fachwelt eine Kultur aus sehr vielen Essigsäurebakterien. Sie kann in Form kleiner Körnchen auf dem Boden der Essigflasche liegen, als Fäden ziehende Masse in der Flüssigkeit schweben oder sich als gallertartige Schicht an der Oberfläche ablagern. Letztere lässt sich besonders gut zur Herstellung von Essig verwenden und ist immer wieder nutzbar.

Auf der Internetseite *alles-essig.de* findet sich neben umfassenden Informationen rund um die Geschichte des Essigs, den verschiedenen Essigarten sowie deren Nutzung auch eine ausführliche Anleitung zur Essigherstellung mit Essigmutter.

Die Zutaten dafür sind sehr überschaubar, denn es braucht nur

150 ml naturtrüben Bio-Apfelessig,
150 ml Wasser und
2 Esslöffel Honig.

Diese Zutaten werden in ein sauber gespültes hohes Glasgefäß gegeben und gut vermischt. Damit ausreichend Sauerstoff an die Mischung kommt, darf das Gefäß nicht luftdicht abgeschlossen werden; hierfür empfohlen werden Küchenkrepp oder eine Wattekugel. So wird einerseits eine Luftdurchlässigkeit erreicht und die Flüssigkeit andererseits vor Verunreinigung geschützt.

Eine Essigmutter lässt sich leicht selbst herstellen

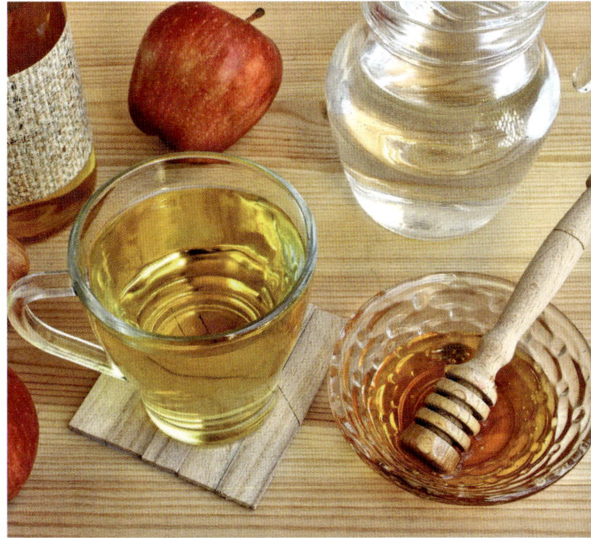

An einem warmen Ort abgestellt, bilden sich nach etwa 2 bis 3 Wochen trübe Schlieren im Essigwasser. Das ist der Anfang der Essigmutter. Um sie zur Essigherstellung verwenden zu können, sollten noch weitere 1 bis 2 Wochen Geduld aufgebracht werden. Denn dann wachsen die Fäden zu einer gallertartigen Kugel oder Scheibe zusammen, die einer kleinen Qualle ähnelt.

Nun ist die Essigmutter reif, kann aus dem Ansatz geholt und zur Essigherstellung genutzt werden.

Auch über die Aufbewahrung und Pflege der Essigmutter informiert die oben genannte Website ausführlich. Zur Aufbewahrung sollte die Essigmutter in dem Essig belassen werden, in dem sie gezüchtet wurde. Dabei ist es ratsam, sie immer mal wieder von der Oberfläche nach unten ins Glas zu schubsen. Die Essigmutter erhält dadurch neuen Sauerstoff und stirbt nicht ab.

Man kann die Essigmutter auch wachsen lassen. Dazu muss sie allerdings gefüttert werden. Essigsäurebakterien können nur so lange arbeiten, bis sie Alkohol vollständig in Essig umgewandelt haben. Ist der Alkohol verbraucht, verfügen die Bakterien über keine Grundlage mehr und sterben ab. Wer die Essigmutter am Leben erhalten und sie sogar vergrößern möchte, muss also von Zeit zu Zeit frischen Alkohol zuführen. So haben die Bakterien die Möglichkeit, weiterzuarbeiten und sich zu vermehren.

Apfelessig aus der eigenen Apfelernte

Wer sich glücklich schätzt, einen Apfelbaum oder vielleicht sogar mehrere Bäume im eigenen Garten zu haben, kann mit den im Sommer oder Frühherbst geernteten Äpfeln ein wunderbares Naturprodukt herstellen – einen Bio-Apfelessig ohne jegliche Zusatzstoffe.

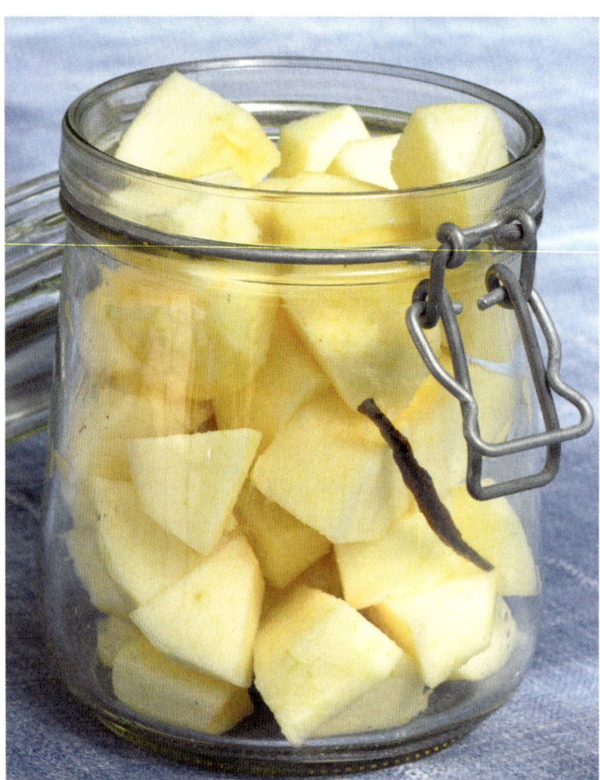

Apfelessig selbst herzustellen ist ganz einfach – und dazu noch günstig

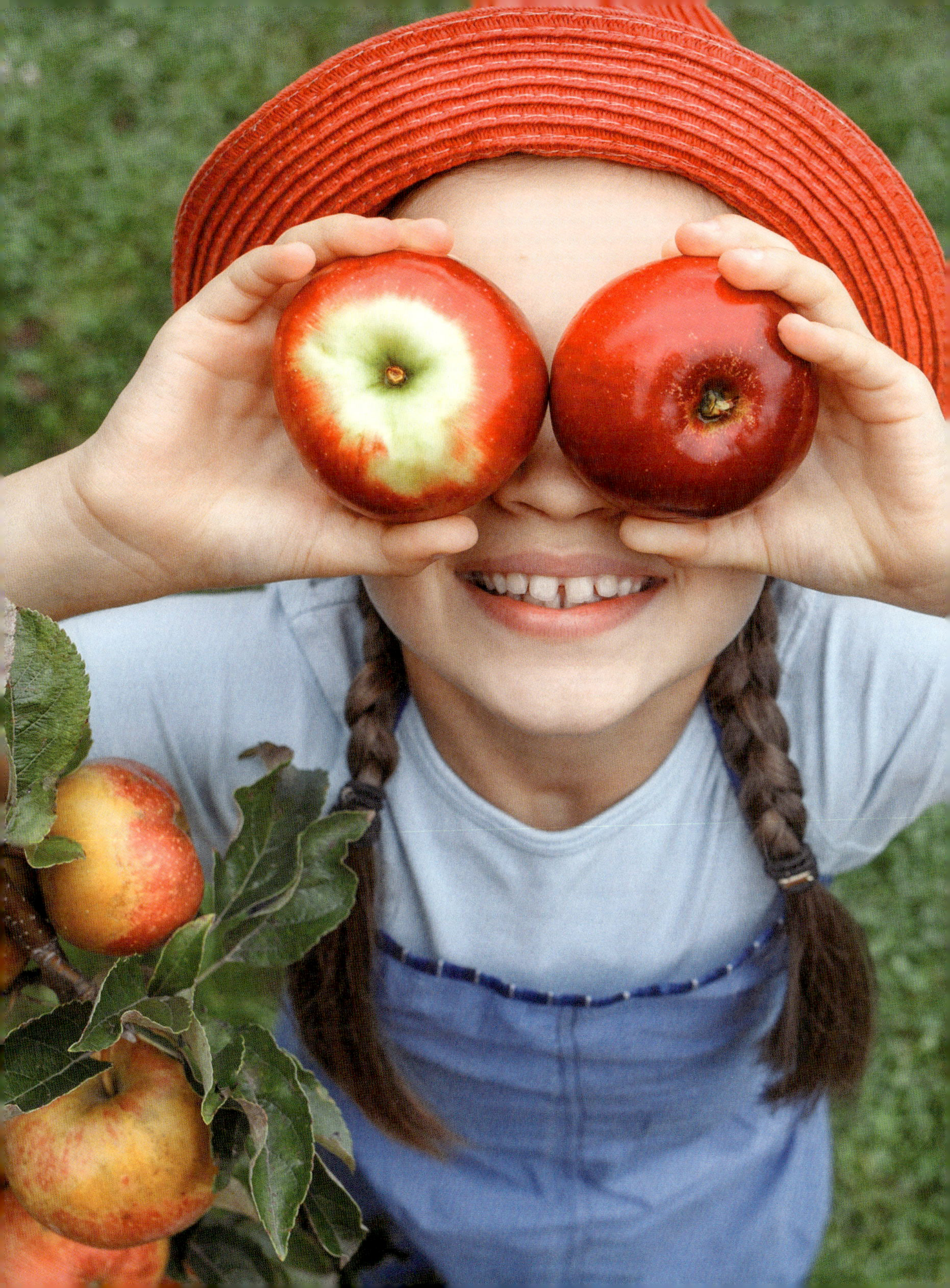

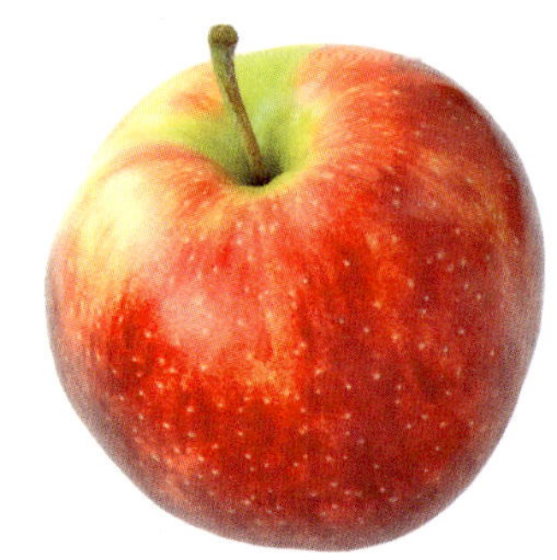

Alles, was Sie dazu brauchen, sind

Äpfel (auch Fallobst oder Apfelreste sind geeignet),
Zucker,
Wasser,
ein sauberes Gefäß, ein sauberes Küchentuch – und Geduld.

Hierzu das Gefäß, zum Beispiel ein großes Einmachglas mit 1 bis 2 Litern Fassungsvermögen, gründlich reinigen und am besten sterilisieren. Geeignet dafür ist eine heiße Sodalösung.

Äpfel oder Apfelreste in kleine Stücke schneiden, mit Zucker (circa 2 Esslöffel pro 1 Kilo Äpfel) und Wasser aufgießen, bis alles gut bedeckt ist.

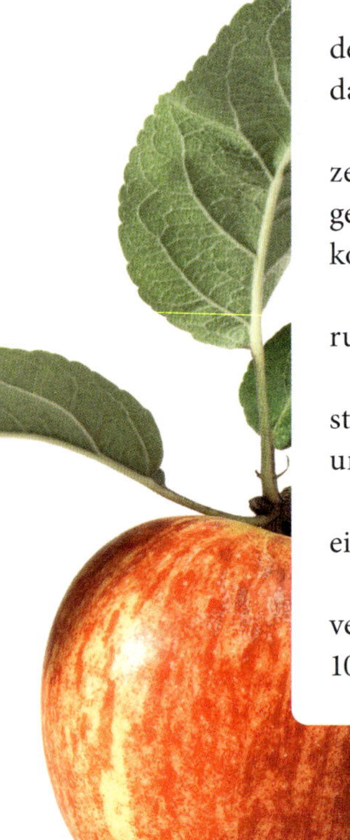

Mit einem sauberen, am besten frisch gebügelten Küchentuch abdecken, damit keine Verunreinigungen oder gar Schimmelsporen in das Gefäß geraten.

Immer mal wieder umrühren, um die Bildung von Schimmelpilzen zu vermeiden und die Sauerstoffzufuhr zu erhöhen. Nach einiger Zeit bildet sich auf der Oberfläche ein Schaum, der durch die alkoholische Gärung verursacht wird und ausdrücklich erwünscht ist.

Geruchstest machen. Nach einigen Tagen verändert sich der Geruch der Flüssigkeit und eine feine Essignote wird wahrnehmbar.

Wenn die Früchte nach unten gesunken sind und die Essignote stark ausgeprägt ist, den Rohessig durch ein sauberes Tuch filtern und wieder in ein sauberes Glas abfüllen.

Das Glas mit einem Tuch abdecken und für etwa 6 Wochen an einem warmen Ort stehen und zu Apfelessig vergären lassen.

Anschließend den Essig in saubere Flaschen abfüllen und gut verschlossen an einem kühlen Ort nochmals einige Zeit (bis zu 10 Wochen) nachreifen lassen.

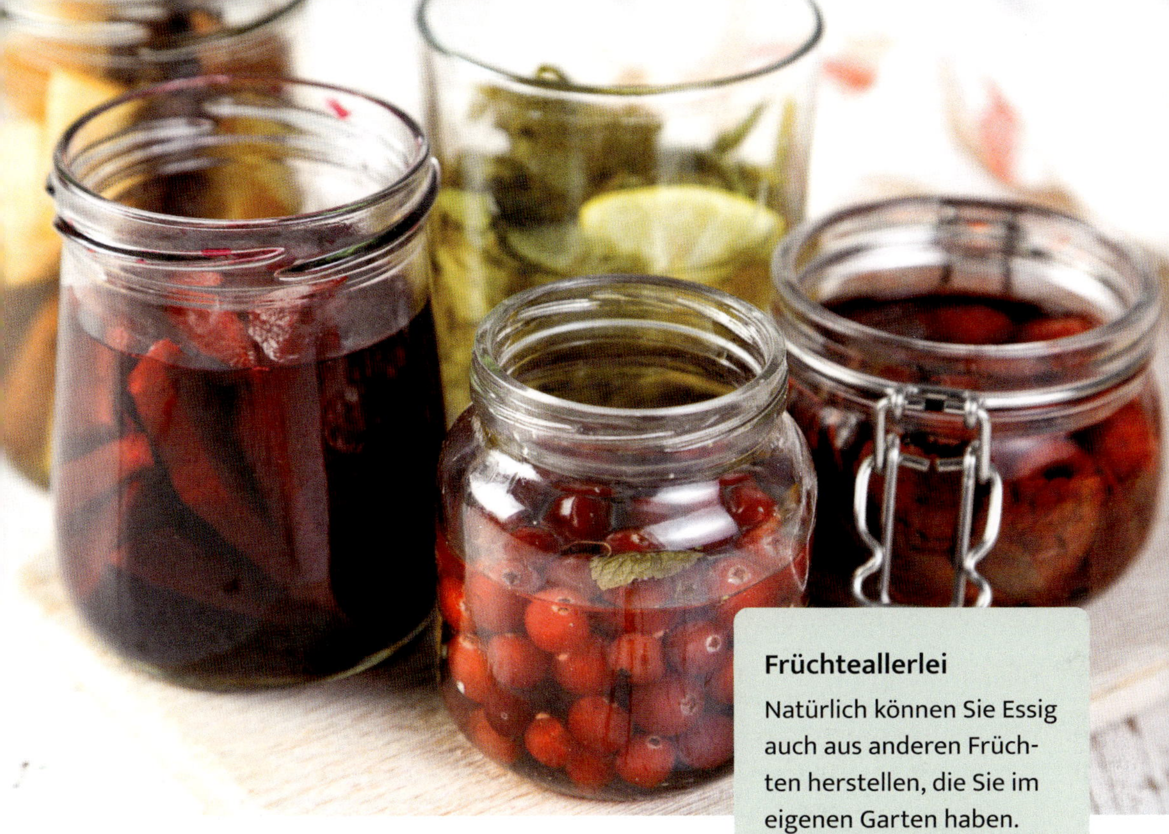

Früchteallerlei

Natürlich können Sie Essig auch aus anderen Früchten herstellen, die Sie im eigenen Garten haben. Probieren Sie es doch einmal mit Himbeeren, Erdbeeren, Johannisbeeren, Birnen oder Quitten! Praktisch alles, was Sie zu Marmelade oder Mus verarbeiten können, eignet sich auch hervorragend zur Herstellung von Essig.

Was macht Essig so gesund?

Wie Sie nun wissen, handelt es sich beim Essig um ein säurehaltiges Naturprodukt, dem eine Fermentation zugrunde liegt – hier die Vergärung von Alkohol durch Essigsäurebakterien. Die Essigsäure wird vom Körper in Propionsäure und Buttersäure umgewandelt. Dabei handelt es sich um kurzkettige Fettsäuren, die eine große Bedeutung für unseren Darm und unser Immunsystem haben. Der Darm bildet aus den kurzkettigen Fettsäuren ein wichtiges Enzym, das sogenannte Acetyl-Coenzym A. Es spielt eine große Rolle bei vielen Stoffwechselprozessen, zum Beispiel dem Fett- und Hormonstoffwechsel, und reguliert dadurch unter anderem den Cholesterin- und den Blutzuckerspiegel mit.

Essig enthält neben der gesundheitsfördernden Essigsäure viele weitere gesunde Inhaltsstoffe wie die jedem bekannten Vitamine, Mineralstoffe und Spurenelemente, daneben aber auch Enzyme, Ballaststoffe, Aminosäuren und Antioxidantien. Der Gehalt dieser Stoffe unterscheidet sich je nach Essigart.

Einen hochwertigen Rotweinessig beispielsweise zeichnet aus, dass er neben Mineralien und Spurenelementen noch Resveratrol enthält. Dieser sekundäre Pflanzenwirkstoff stammt aus der Haut und den Kernen der Weintraube und ist vor allem in Rotwein enthalten. Resveratrol wirkt antioxidativ und leistet so einen erheblichen Beitrag für den Zellschutz. Forschungen belegen, dass der sekundäre Pflanzenwirkstoff einen günstigen Einfluss zum Schutz vor Herz-Kreislauf-Erkrankungen hat und das schädliche LDL-Cholesterin zu senken vermag. Zudem weist Resveratrol blutzuckersenkende sowie blutdrucksenkende Eigenschaften auf und entfaltet weitere vielfältige Wirkungen im Bereich des Stoffwechsels und des Immunsystems. Resveratrol wird im Rahmen der Anti-Aging-Forschung derzeit intensiv wissenschaftlich untersucht.

Gesundes aus der Natur

Jedes Obst und jedes Kraut bringt seine individuelle Gesundheitskraft in den Essig mit ein: Neben Mineralien wie Kalzium, Kalium und Magnesium sowie Vitaminen wie Vitamin A, Vitamin C und den B-Vitaminen sind dies besonders die sekundären Pflanzenwirkstoffe wie das Resveratrol aus der roten Weintraube oder das Pektin aus dem Apfel.

Der beliebte Apfelessig punktet ebenfalls mit vielen wertvollen Inhaltsstoffen. Alles, was an Vitaminen, Mineralien und Spurenelementen im Apfel steckt, findet sich auch im Apfelessig wieder. Daneben spielen aber auch hier die sekundären Pflanzenwirkstoffe eine tragende Rolle, allen voran das Pektin. Pektin ist ein unverdaulicher Wirkstoff, der im Darm Wasser bindet, als Ballaststoff von den guten Darmbakterien genutzt werden kann und so den Darm insgesamt gesund erhält. Dies hat wiederum eine große Wirkung auf unser Immunsystem, da sich 80 Prozent der Körperabwehr im Darm befinden. Im Unterschied zu anderen Essigarten ist Apfelessig basisch und wirkt sich zusätzlich noch positiv auf den Säure-Basen-Haushalt des Körpers aus.

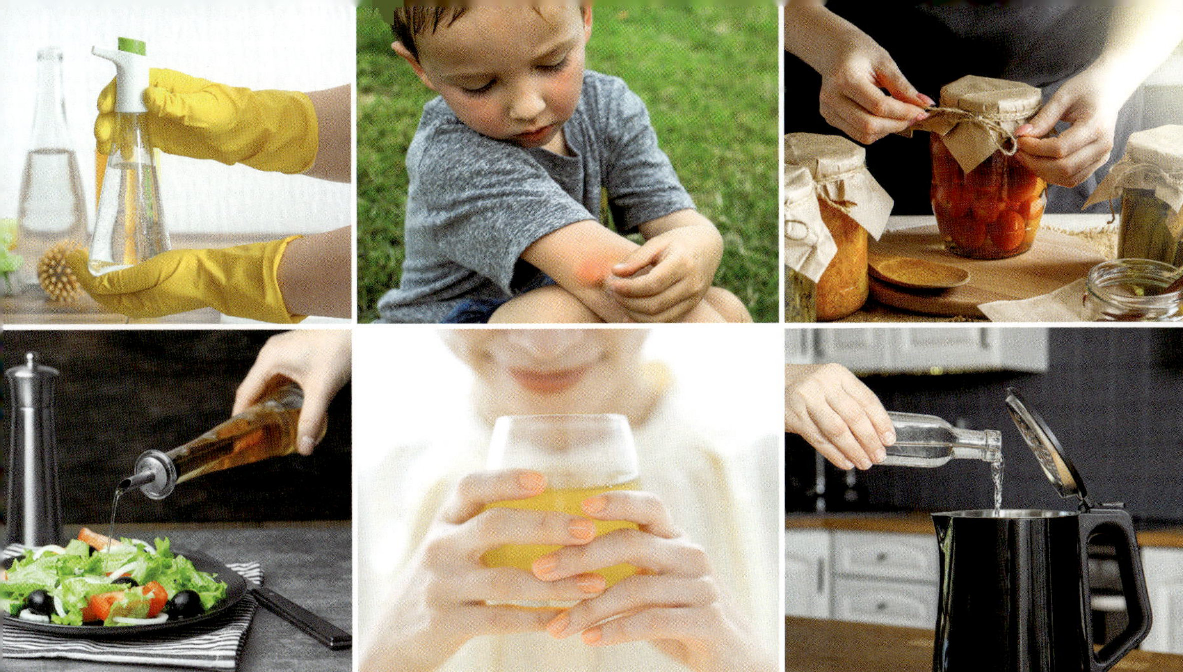

Essig ist ein echter Alleskönner

Das alles kann der Essig

- Essig besitzt antibakterielle Eigenschaften. Diese kann man sich zur Desinfektion und Reinigung, aber auch für die Körperhygiene sowie zur Behandlung entzündlicher Erkrankungen zunutze machen.
- Die entzündungshemmende Eigenschaft eignet sich zur Wundheilung sowie bei Insektenstichen und Sonnenbrand.
- Essigumschläge haben sich bewährt, um überhitzte Haut zu kühlen; bei fieberhaften Infekten wirken Essigwickel fiebersenkend.
- Essig regt den Kreislauf an und stärkt die Vitalität.
- Das saure Naturprodukt beschleunigt die Fettverbrennung und fördert so das Abnehmen.
- Essig hilft, eine gesunde Darmflora aufzubauen und so das Immunsystem zu unterstützen.
- Nicht zuletzt wird dadurch auch die Verdauung positiv beeinflusst und das Wohlbefinden wieder hergestellt.

Essig und Ysop im Altertum

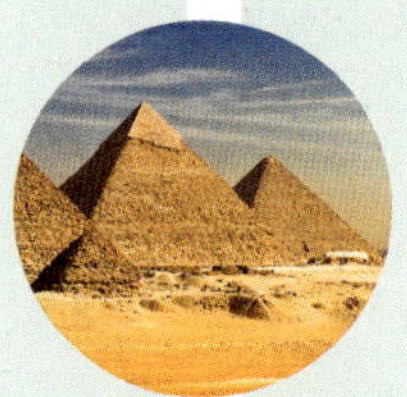

Essig zählt zu den ältesten Lebensmitteln der Welt und blickt auf eine Geschichte von mehreren Jahrtausenden zurück. So ist auf der Website *alles-essig.de* zu lesen, dass Essig schon 6000 Jahre v. Chr. von den Babyloniern und den Ägyptern zur Konservierung ihrer Jagdbeute verwendet wurde.

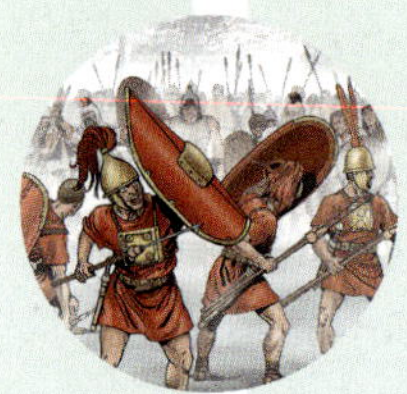

In Indien und China ließ man wohl eher Wein zu Essig vergären, die Ägypter wiederum nutzten Bier zur Herstellung ihres Essigs und nannten das Getränk Hequa. Die Römer füllten ihren Legionären Posca in die Feldflasche, eine Mischung aus Trinkwasser und Essig. Posca löschte nicht nur den Durst der Soldaten, sondern wirkte überdies antibakteriell. Aber auch Roms Gegner, die Soldaten des berühmten karthagischen Feldherren Hannibal, tranken Essigwasser, um die Alpenüberquerung wohlbehalten zu überstehen.

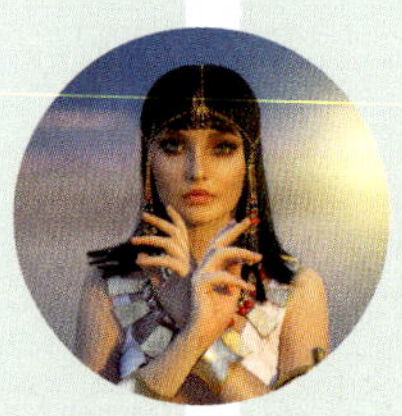

Einige Anekdoten und Geschichten ranken sich um das Wundergetränk. So soll Kleopatra mithilfe des Essigs eine Wette gewonnen haben. Sie stellte die Behauptung auf, dass sie ganz alleine eine Mahlzeit im Wert von einer Million Sesterzen verspeisen könne. Das war ein Vermögen, für das ein Ägypter 5 Jahre hart arbeiten musste. Dergleichen traute man aber selbst der Pharaonin nicht zu. Doch die kluge und gewitzte Kleopatra legte kurzerhand Perlen im Wert von einer Million Sesterzen in Essig ein. Dieser begann die Perlen nach und nach zu zersetzen, bis sie, vollständig aufgelöst, von der Königin getrunken werden konnten. So gewann Kleopatra ihre Wette.

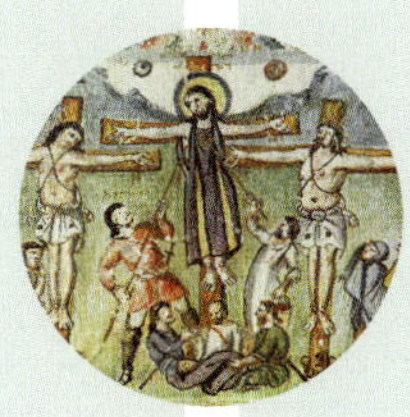

Jesus Christus wurde bei seiner Kreuzigung vom römischen Soldaten Stephaton ein mit Essig getränkter Schwamm gereicht, der an einem Stock befestigt war. Dies geschah nicht aus Grausamkeit oder Verhöhnung, wie häufig behauptet, sondern aus Mitleid. Denn der Legionär wusste aus eigener Erfahrung mit dem Getränk Posca, dass Essig hilft, qualvollen Durst zu lindern.

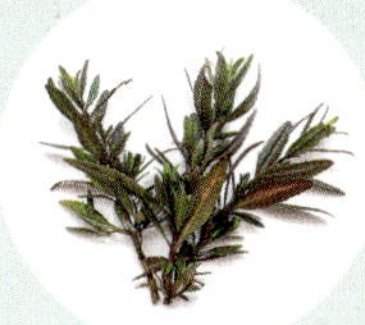

Der Evangelist Johannes schien dies auch so gesehen zu haben. In seinem Evangelium ist beschrieben, dass der Essigschwamm um einen Ysopzweig gebunden wurde, damit man ihn dem Gekreuzigten zum Munde führen konnte. Beim Ysop – hier ist der Syrische Ysop gemeint – handelt es sich um eine Majoran- beziehungsweise Oreganoart. Die Gewürz- und Heilpflanze, die auch in Palästina wächst, taucht ebenso im Alten Testament häufiger auf, und zwar an ganz besonders wichtigen Stellen. Der Heilpflanze scheint also in der *Bibel* bei zentralen Ereignissen eine große Bedeutung zuzukommen – entsprechend ist dieses auch in der Za'atar-Mischung enthaltene Gewürz noch heute als »Biblischer Ysop« bekannt.

»Danach, da Jesus wusste, dass schon alles vollbracht war, spricht er, damit die Schrift erfüllt würde: Mich dürstet! Es stand nun ein Gefäß voll Essig da. Sie aber füllten einen Schwamm mit Essig und legten ihn um einen Ysop und brachten ihn an seinen Mund. Als nun Jesus den Essig genommen hatte, sprach er: Es ist vollbracht! Und neigte das Haupt und verschied.«

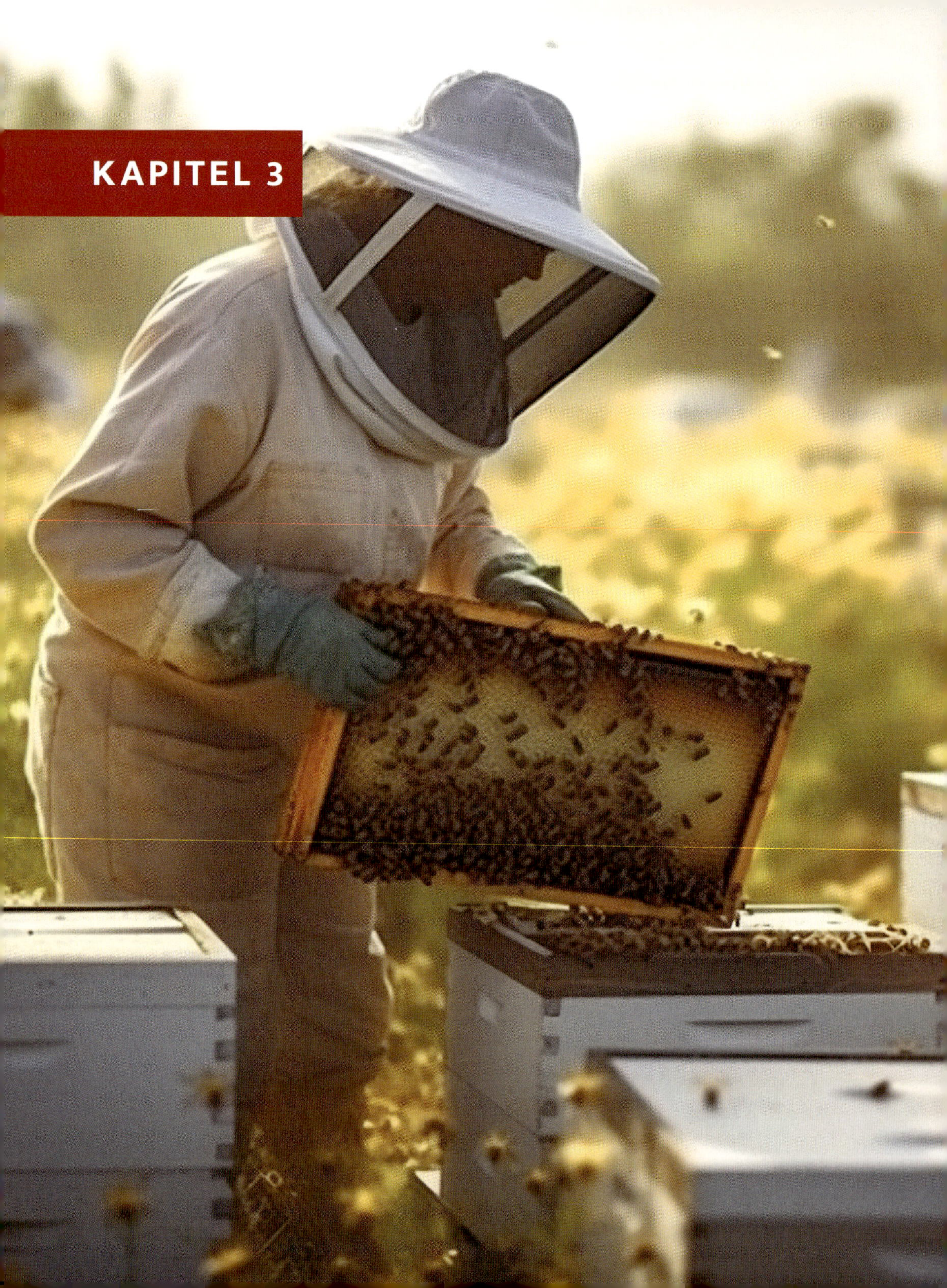

KAPITEL 3

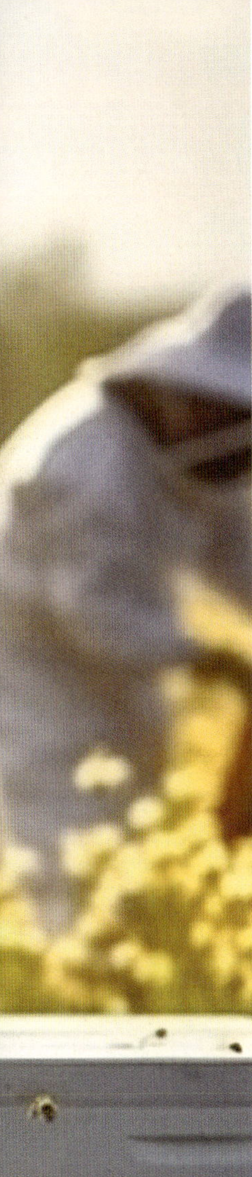

Das Geheimnis des Honigs

Honig ist ein wertvolles Naturprodukt mit einer beeindruckenden Geschichte. So weiß man inzwischen, dass schon in der Steinzeit die Menschen Honig als Nahrungsmittel nutzten. Das belegen 9000 Jahre alte steinzeitliche Höhlenmalereien, auf denen »Honigjäger« zu sehen sind. Honig hat auch als Heilmittel eine Jahrtausende lange Tradition und wurde im alten Orient und Ägypten, bei den Mayas, in der Traditionellen Chinesischen Medizin (TCM), der Ayurveda-Lehre, der Antike und der Klostermedizin zur Behandlung verschiedener Krankheiten eingesetzt. Aber nicht nur in der Naturheilkunde und der Medizin fand und findet Honig Verwendung: Der Allrounder leistet zusammen mit anderen Bienenprodukten auch gute Dienste als Kosmetikum und dient als Naturstoff beispielsweise für Cremes, Lotionen, Seifen, Duschgele oder Badezusätze.

Wie entsteht Honig?

Honig wird von Honigbienen erzeugt. Weltweit existieren acht bis zehn Arten dieser fleißigen Insekten, in Deutschland gibt es nur eine Art, die Westliche Honigbiene (*Apis mellifera*). Honigbienen, so beschreibt es die Website des Bundesministeriums für Ernährung und Landwirtschaft, haben einen ausgeprägten Gemeinschaftssinn und leben das ganze Jahr über in mehrjährigen Staaten.

Honig dient den Bienen als Nahrungsvorsorge. Um den wertvollen Stoff zu gewinnen, fliegen sie aus und sammeln zum einen Nektar, mit dem Blumen und Blüten Bestäuber anlocken, zum anderen Honigtau, den Pflanzenläuse produzieren. Die Sammelbienen saugen den Nektar oder Honigtau mit ihrem Rüssel auf und lagern ihn im Körper, und zwar im sogenannten Honigmagen. Bei diesem Prozess fügen die Bienen körpereigene Stoffwechselprodukte wie Enzyme und antibakterielle Stoffe hinzu.

Von Wald und Wiese geht es sodann zurück in den Bienenstock. Dort übergeben die Sammelbienen ihre Lieferung an die Stockbienen, die für die Weiterverarbeitung des Rohhonigs zuständig sind. Ein zentraler Arbeitsschritt ist hier das Entwässern des noch zu flüssigen Honigs. Hierzu lagern die Bienen den Honig in den Waben, die sie jedoch nur etwa bis zur Hälfte befüllen, damit die Flüssigkeit schneller entweichen kann. Diesen Prozess unterstützen die Stockbienen durch kräftiges Flügelschlagen, eine Art Fächern, um die feuchte Luft im Bienenstock nach außen zu befördern. Zudem nehmen die Bienen den Honig mehrfach mit dem Rüssel in ihren Körper auf, um weitere Enzyme und andere Substanzen zuzuführen, die Trocknung zu unterstützen und den Reifungsprozess voranzutreiben.

Sobald der Wassergehalt niedrig genug ist – die Bienen scheinen das intuitiv zu wissen –, befüllen sie die Waben vollständig und verschließen sie mit einem dünnen Deckel aus Wachs. Fertig ist der Vorrat beziehungsweise das Produkt für den Imker.

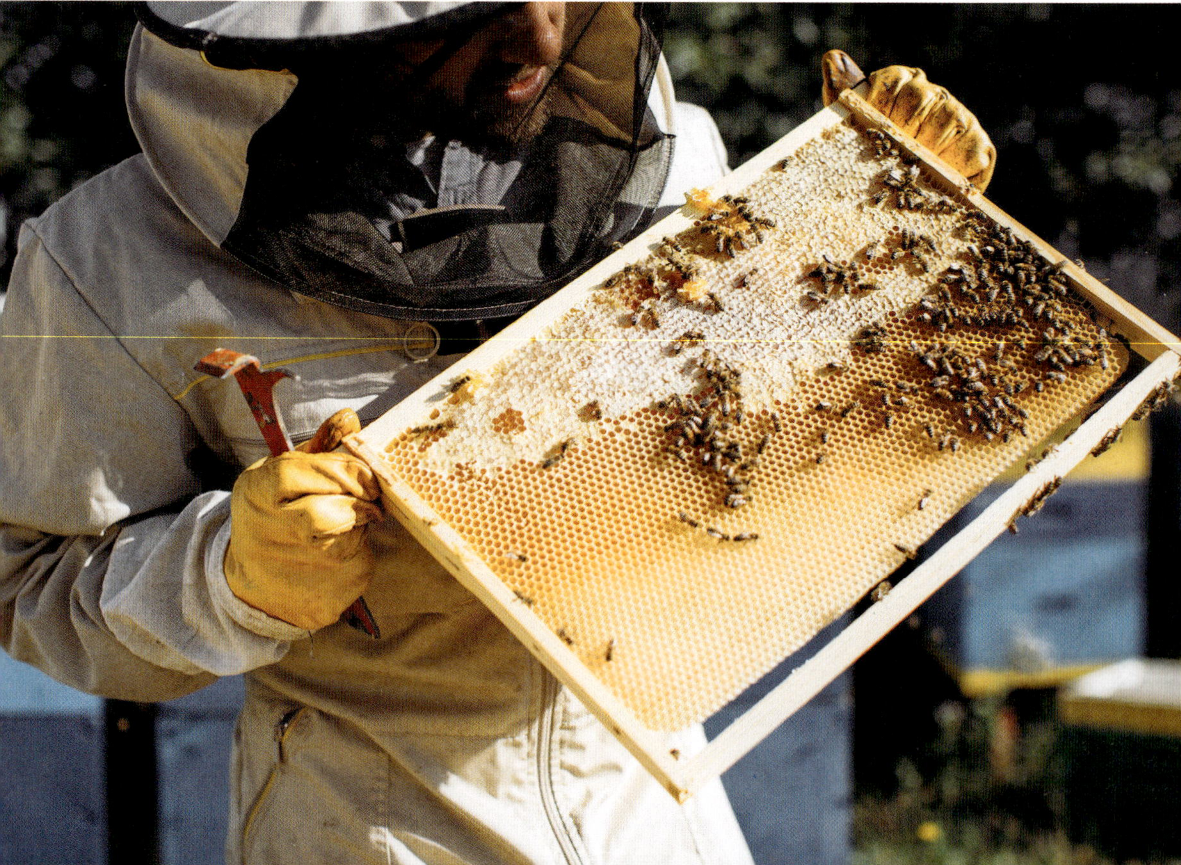

Honigwaben sind echte Kunstwerke, die von Honigbienen erschaffen werden

Bereit für die Ernte

Um den frisch produzierten Honig zu ernten, muss der Imker die Waben vorsichtig aus dem Bienenstock herauslösen und den feinen Wachsdeckel entfernen. Dann kann der Honig mit einer speziellen Honigschleuder zentrifugiert werden. Dabei wird der zäh klebrige Honig an die Wand geschleudert und läuft von da aus nach unten in den Behälter. Um ein Kristallisieren des Honigs nach dem Ausschleudern zu vermeiden, muss er gut gerührt werden. Durch langes Rühren werden die Kristalle mechanisch immer kleiner, sodass der Honig eine schöne cremige Konsistenz erhält. Danach kann das wertvolle Naturprodukt in die handelsüblichen Gläser abgefüllt werden und steht zum Verkauf bereit.

Das Wachs der Waben ist gut geeignet, um daraus Kerzen zu machen oder andere Bienenwachsprodukte herzustellen. Im Haushalt beispielsweise hat sich Bienenwachs seit jeher bewährt bei der Leder- und Holzpflege. Auch Naturkosmetik lässt sich wunderbar aus dem Wachs der Waben herstellen.

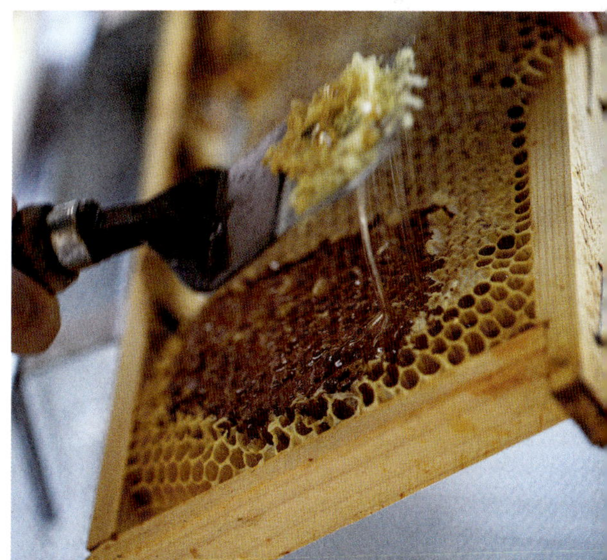

Die Honigernte ist eine aufwendige Angelegenheit

»Summ, summ, summ, Bienchen summ herum«

Neben der Honigbiene sind in Deutschland fast 600 Wildbienenarten und viele weitere Bestäuberinsekten unterwegs, darunter Fliegen, Wespen und zahlreiche Schmetterlingsarten. Sie alle leisten einen unentbehrlichen Beitrag für unsere Ernährung und sind Teil der biologischen Vielfalt. Während Honigbienen in Staaten zusammenleben, sind Wildbienen meist Einzelgänger: 90 Prozent leben allein; die Weibchen legen auch ihre Nester alleine an.

Quelle: Bundesministerium für Ernährung und Landwirtschaft

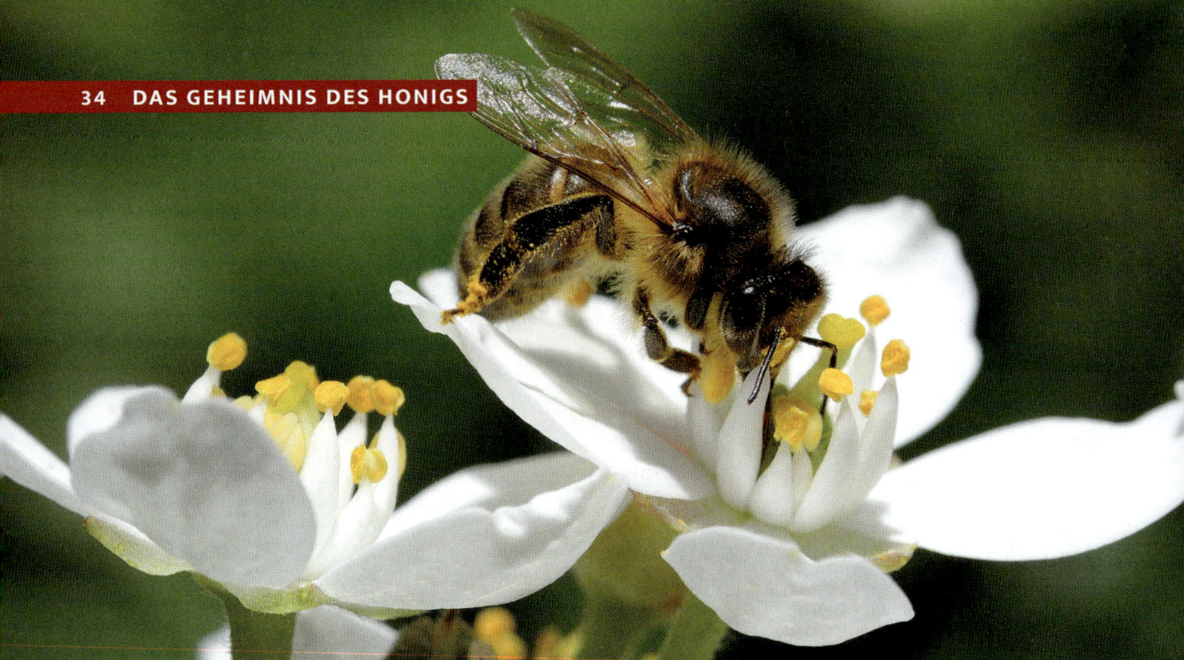

Aus dem Blütennektar gewinnen die Bienen ihren Honig

Honiggewinnung früher und heute

Vor Tausenden von Jahren – mit den Höhlenmalereien der Steinzeit lässt sich der Zeitraum auf etwa 12 000 bis 7000 v. Chr. eingrenzen – zogen Honigjäger aus, erklommen Bäume und erbeuteten den wertvollen Honig eines Bienenvolkes, das in einer Baumhöhle lebte. Eine weitere Methode, Honig zu »erjagen«, etablierte sich später. Die Menschen hatten herausgefunden, dass mithilfe von Rauch der Honig vom Bienenvolk erbeutet werden konnte, ohne dass die Insekten dabei zu Schaden kamen.

Erst viel später nahmen geflochtene Bienenkörbe in die Imkerei Einzug. Im Mittelalter dienten diese Körbe mit ihrer typischen, zumeist ovalen Form als Unterkunft für Bienenstaaten.

Erst Ende des 19. Jahrhunderts entwickelten Imker den Wabenrahmen, so wie er auch heute noch verwendet wird. Die Honigbienen im Bienenstock bauen ihre Waben in den Rahmen ein und befüllen diese mit Honig. Der Wabenrahmen kann besonders leicht und schonend aus dem Bienenstock entnommen werden, um ihn zu begutachten und aus ihm gegebenenfalls den Honig zu entnehmen, sobald er den nötigen Reifegrad erreicht hat.

Was macht Honig so gesund?

Bienenhonig ist ein natürliches Lebensmittel, das bei hochwertiger Imkerqualität keinerlei Zusatzstoffe oder gar Risikosubstanzen enthält. Er ist frei von Fett und Purinen und mit circa 320 Kilokalorien pro 100 Gramm zwar nicht gerade kalorienarm, weist aber immer noch deutlich weniger Kalorien auf als Haushaltszucker.

Im Bienenhonig finden sich viele wichtige Antioxidantien, darunter Polyphenole und Flavonoide sowie mehrere Enzyme und organische Säuren. Vor allen Dingen die Antioxidantien helfen, die Zellen zu schützen, und vermindern das Risiko für Herz-Kreislauf-Erkrankungen wie Bluthochdruck oder Arteriosklerose. Neben den verschiedenen Zuckerarten enthält Bienenhonig auch noch Mineralien, Vitamine, Aminosäuren, Duftstoffe und – sehr wichtig – bakterizide Wirkstoffe. Diese Wirkstoffe machen Honig zu einem völlig natürlichen, aber effizienten Wundmittel. Forschungen haben gezeigt, dass Honig ebenso gute und manchmal sogar bessere Effekte bei der Wundheilung erzielt als Antibiotika. Eine im Jahr 2015 in *PupMed* veröffentlichte Studie kommt zu dem Ergebnis, dass Bienenhonig die Heilung von Hautwunden, die durch Verbrennungen oder Infektionen nach Operationen entstanden sind, zu steigern vermag. Auch bei Hauterkrankungen wie der Schuppenflechte, bei Neurodermitis oder bei Herpesbläschen lindert Honig das unangenehme Spannen der Haut und den Juckreiz. Selbst bei schwer zu

Beehive

In den 1960er-Jahren war die Bienenkorb-Frisur, im Englischen Beehive genannt, bei der Damenwelt der totale Renner. Der Beehive, benannt nach seiner Ähnlichkeit zu einem Bienenkorb aus Stroh, wurde von der US-Amerikanerin Margaret Vinci Heldt entwickelt, die in Chicago einen Friseurladen besaß. Die Frisur sollte den Zeitgeist des neuen Jahrzehnts widerspiegeln und wurde nicht nur von Stilikonen wie Audrey Hepburn oder Brigitte Bardot getragen. Ab 2007 machte die Sängerin Amy Winehouse die Beehive-Frisur zu ihrem Markenzeichen.

behandelnden Krankheiten wie dem diabetischen Fußgeschwür können Ärzte die antibakterielle und antientzündliche Wirkung des Honigs nutzen.

Nicht zuletzt kann Honig, vor allem als Oxymel mit Heilpflanzenzusätzen, als natürliches Arzneimittel gegen zahlreiche Beschwerden wie beispielsweise Husten, Halsschmerzen und Heiserkeit oder Verdauungsprobleme wie Bauchweh, Blähungen und Völlegefühl eingesetzt werden.

Der Honigfächer: beeindruckende Vielfalt an gesunden Wirkstoffen

Der Honigfächer, den es in verschiedenen Ausführungen im Internet zu finden gibt – dieser hier stammt vom Landesbetrieb Landwirtschaft Hessen –, zeigt in anschaulicher Weise, welche Vielfalt an Inhaltsstoffen Honig im Unterschied zu Haushaltszucker aufweist. Zucker besteht aus Saccharose und sonst nichts. Das macht verständlich, warum er in keiner Weise der Gesundheit zuträglich ist, sondern ihr eher schadet. Leider verbirgt sich Zucker in unglaublich vielen Lebensmitteln, und das oft in hoher Konzentration. Vor allem Limonaden, Säfte und Softdrinks zeichnen sich zumeist durch einen hohen Zuckergehalt aus.

Honig ist im Gegensatz zu Zucker ein lebendiges, natürliches Lebensmittel, das durch die Vielzahl gesundheitsfördernder Wirkstoffe viele Prozesse im Körper anzustoßen vermag. Was das flüssige Gold alles kann, finden Sie im Folgenden noch einmal zusammengefasst:

Der Honigfächer

< Beistoffe 3,21 % >

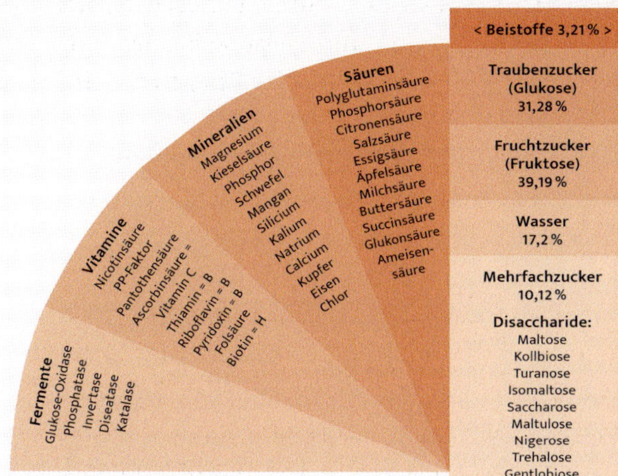

Traubenzucker
(Glukose)
31,28 %

Fruchtzucker
(Fruktose)
39,19 %

Wasser
17,2 %

Mehrfachzucker
10,12 %

Disaccharide:
Maltose
Kollbiose
Turanose
Isomaltose
Saccharose
Maltulose
Nigerose
Trehalose
Gentlobiose
Laminaribiose

Trisaccharide:
Erlose
Theanderose
Panose
Maltotriose
1-Kestose
Isomaltotriose
Melizitose
Isopanose
Cenlose
3-Isomeltosyleglukose

Höhere Oligosacch.
Isomaltotetraose
Isomaltopentaose

Saure Fraktion

Aminosäuren
Leucin/Isoleucin
Asparaginsäure
Glutaminsäure
Phenylalanin
Threonin
Alanin
Arginin
Histidin
Glycin
Cystin
Lysin
Prolin
Serin
Valin

Hormone
Acetylcholin
Wuchsstoffe

Inhibine
Osmotische Kräfte
Wasserstoffperoxid
Arbutin
Penicillin
weitere
Baktericide
teils
empfindlich
teils un-
empfindlich
gegen
Hitze
und
Licht

Duftstoffe
Isobutylaldehyd
Formaldehyd
Aortaldehyd
Aceton
Diacatyl
usw.
50
Duftstoffe

**Haushalts-
zucker
(Saccharose)**
sonst
nichts

Über 180 Substanzen stecken im Honig – der Honigfächer zeigt eindrucksvoll deren Vielfalt. Die genaue Zusammensetzung eines Honigs hängt von der Jahreszeit und dem Sammelgebiet der fleißigen Honigbienen ab.

Das alles kann der Honig

- Honig besitzt antibakterielle und entzündungshemmende Eigenschaften.
- Auf diese Weise wirkt er antiseptisch und wundheilend.
- Die antioxidative Wirkung des Honigs hat einen günstigen Einfluss auf das Herz und das Gefäßsystem und hilft beim Schutz vor Herz-Kreislauf-Erkrankungen wie Bluthochdruck oder Arteriosklerose.
- Honig fördert die Verdauung und vermag – vor allem in Kombination mit Essig und Heilpflanzen – Beschwerden wie Völlegefühl, Blähungen, Bauchweh oder Übelkeit wirkungsvoll zu lindern.
- Durch seine auswurffördernde, entzündungshemmende und die Schleimhaut regenerierende Eigenschaft eignet sich Honig hervorragend als natürliches Therapeutikum zur Behandlung von Atemwegs- und Erkältungskrankheiten und damit einhergehenden Symptomen wie Husten, Halsschmerzen und Heiserkeit.
- Bei äußerlicher Anwendung entfaltet Honig eine intensive hautpflegende und -regenerierende Wirkung. Er lindert Hautreizungen, Spannungsgefühle und Juckreiz, stärkt den Säureschutzmantel der Haut und eignet sich ideal als natürliches Kosmetikum, das auch für Kinder geeignet ist.
- Honig wirkt wärmend und beruhigend. Eine warme Milch mit Honig gilt als bewährtes Hausmittel, um besser einschlafen zu können, und ist bei vielen Menschen sehr beliebt.

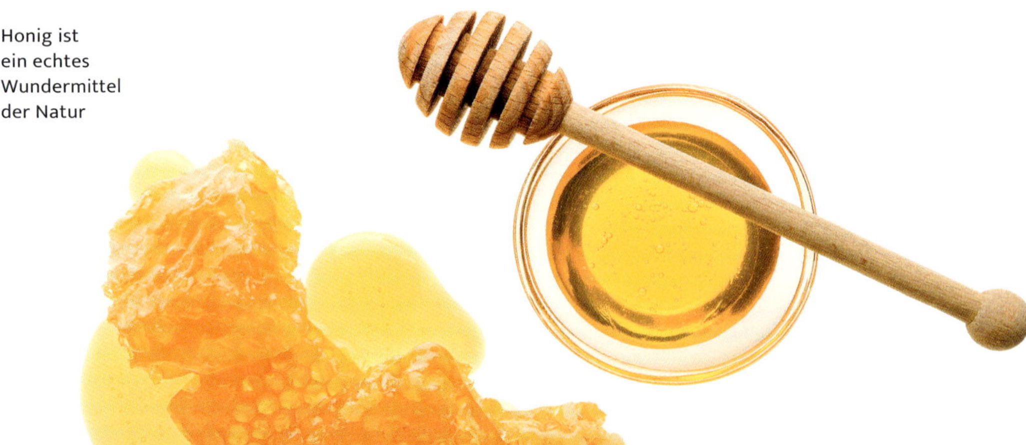

Honig ist ein echtes Wundermittel der Natur

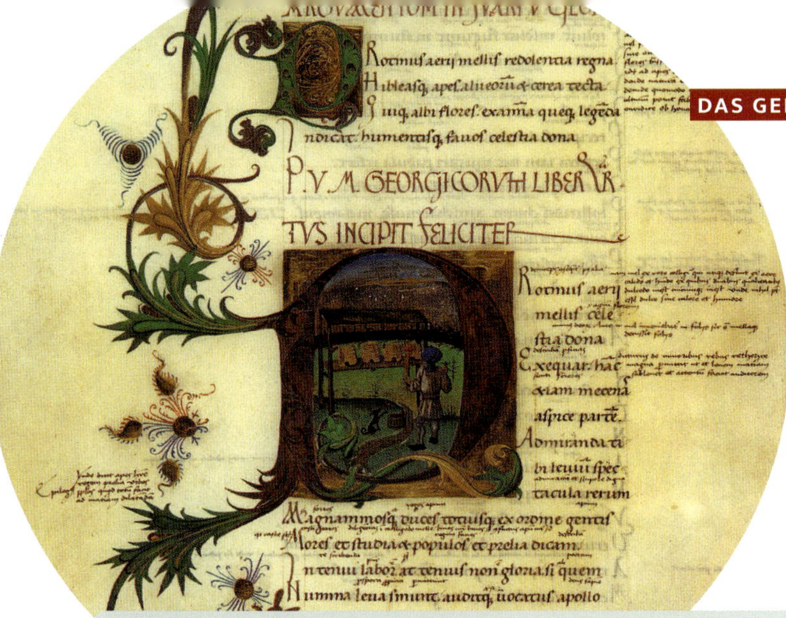

Honig wird seit Jahrtausenden wegen seiner heilenden Wirkung geschätzt

Die Geschichte des Honigs

Nach der langen Zeit des Honigjagens begannen die Menschen allmählich mit einer gezielten Honiggewinnung durch Hausbienenhaltung. Diese neue Form, Bienen als Nutztiere zu halten, soll etwa 7000 Jahre v. Chr. ihren Ursprung in Anatolien gehabt haben. Dass das flüssige Gold für die Menschen aller frühen Kulturen einen hohen Stellenwert hatte und viel mehr als nur ein Lebensmittel war, zeigen die alten Mythen auf anschauliche Weise. So galt Honig bei den Ägyptern etwa 2500 Jahre v. Chr. als »Speise der Götter« und als Quelle der Unsterblichkeit. Honig war damals sehr teuer: Ein Topf Honig wurde mit dem Wert eines Esels aufgewogen, so heißt es. Zudem wurde er bei Ausgrabungen von Königsgräbern oft als Grabbeigabe gefunden. Und der Honigbiene bezeugten die Ägypter durch Abbildungen in Tempeln und auf Heiligtümern ihre besondere Wertschätzung. Einer Legende der alten Ägypter zufolge entstand die Biene aus der Träne des Sonnengottes Re. Sogar bis zum Wappentier schaffte es das hoch verehrte Insekt.

Auch in der Antike hegten die Griechen und die Römer eine besondere Zuneigung zu dem goldenen Elixier. Die Griechen Hippokrates und Aristoteles schenkten dem Honig große Aufmerksamkeit und priesen dessen Vorzüge als effektives Gesundheits- und Schönheitsmittel. Der römische Dichter und Epiker Vergil (70–19 v. Chr.) widmete das vierte Buch seiner *Georgica*, »Gedichte vom Landbau«, intensiv der Imkerei. Er schätzte die Bienen sehr und schrieb ihnen Eigenschaften wie Loyalität, Fleiß und künstlerische Qualitäten zu.

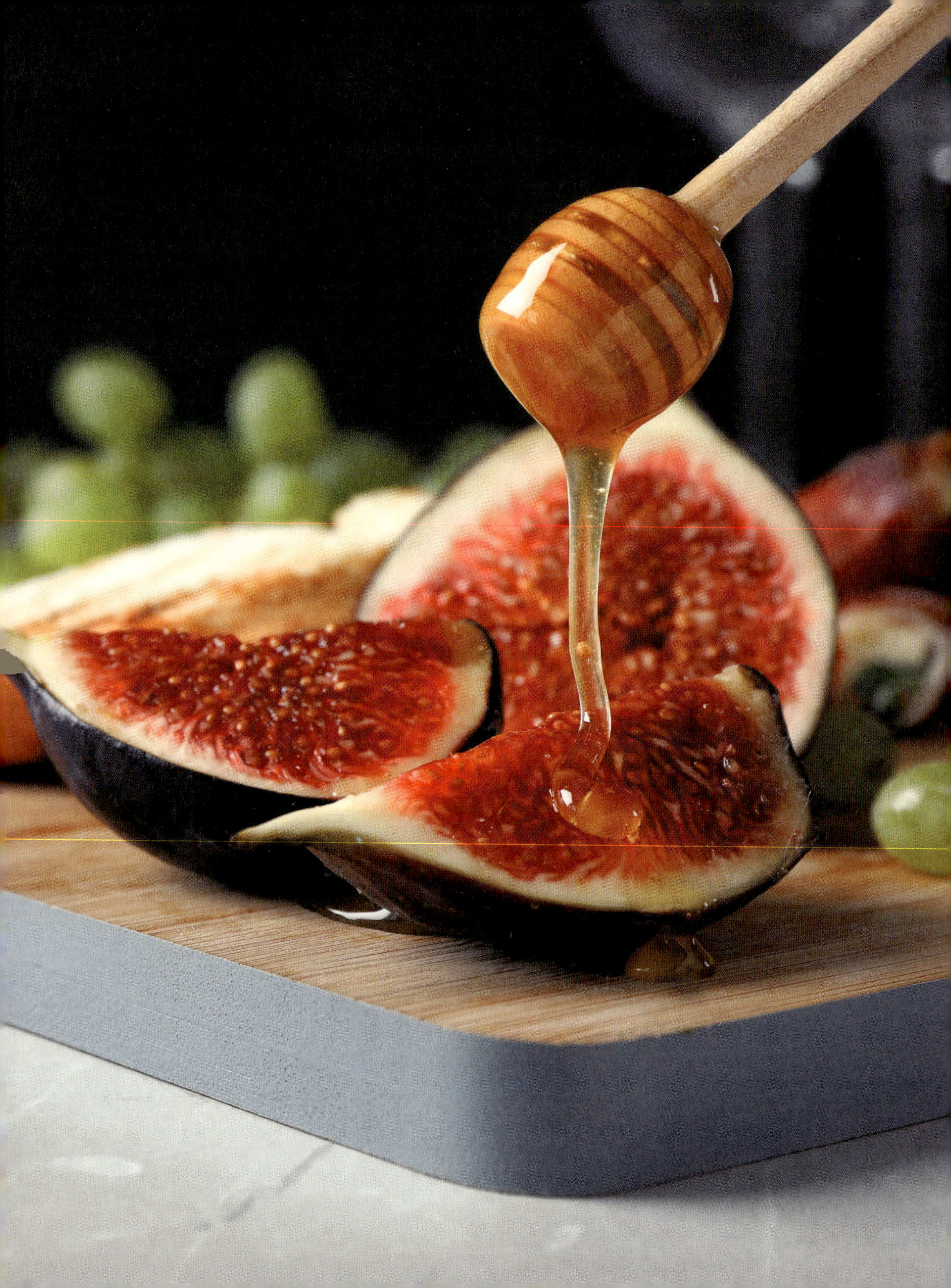

Auch die Germanen verehrten den Honig und priesen ihn als göttliche Speise. Odin, der Göttervater, soll dem goldenen Saft seine Unsterblichkeit verdankt haben. Den Germanen diente Honig sogar als Zahlungsmittel, einen Teil der Steuerschulden konnten sie als »Honigzins« begleichen. Met, der »goldene Wein« aus Honigwaben, wurde – wie auch von den Sumerern, Griechen und Römern – von den Germanen sehr genossen und durfte auf keinem Fest fehlen.

Im Mittelalter setzte das flüssige Gold seine Erfolgsgeschichte in Europa fort. Tatsächlich waren die geistigen Oberhäupter dieser Zeit Verfechter der Bienenzucht. Man denke nur an den Heiligen Ambrosius von Mailand (339–397 n. Chr.), den Schutzpatron der Bienen und Imker. Einer Legende zufolge hat sich ein Bienenschwarm auf seinem Gesicht niedergelassen und ihn als Kind mit Honig genährt. Dies sah man als Gotteszeichen an. Auch die Könige und Kaiser sollen Honig und Bienen zu schätzen gewusst haben. So erteilte Karl der Große im 8. beziehungsweise Anfang des 9. Jahrhunderts den Befehl, dass jeder Gutshof über einen Imker und einen Metbauern verfügen müsse.

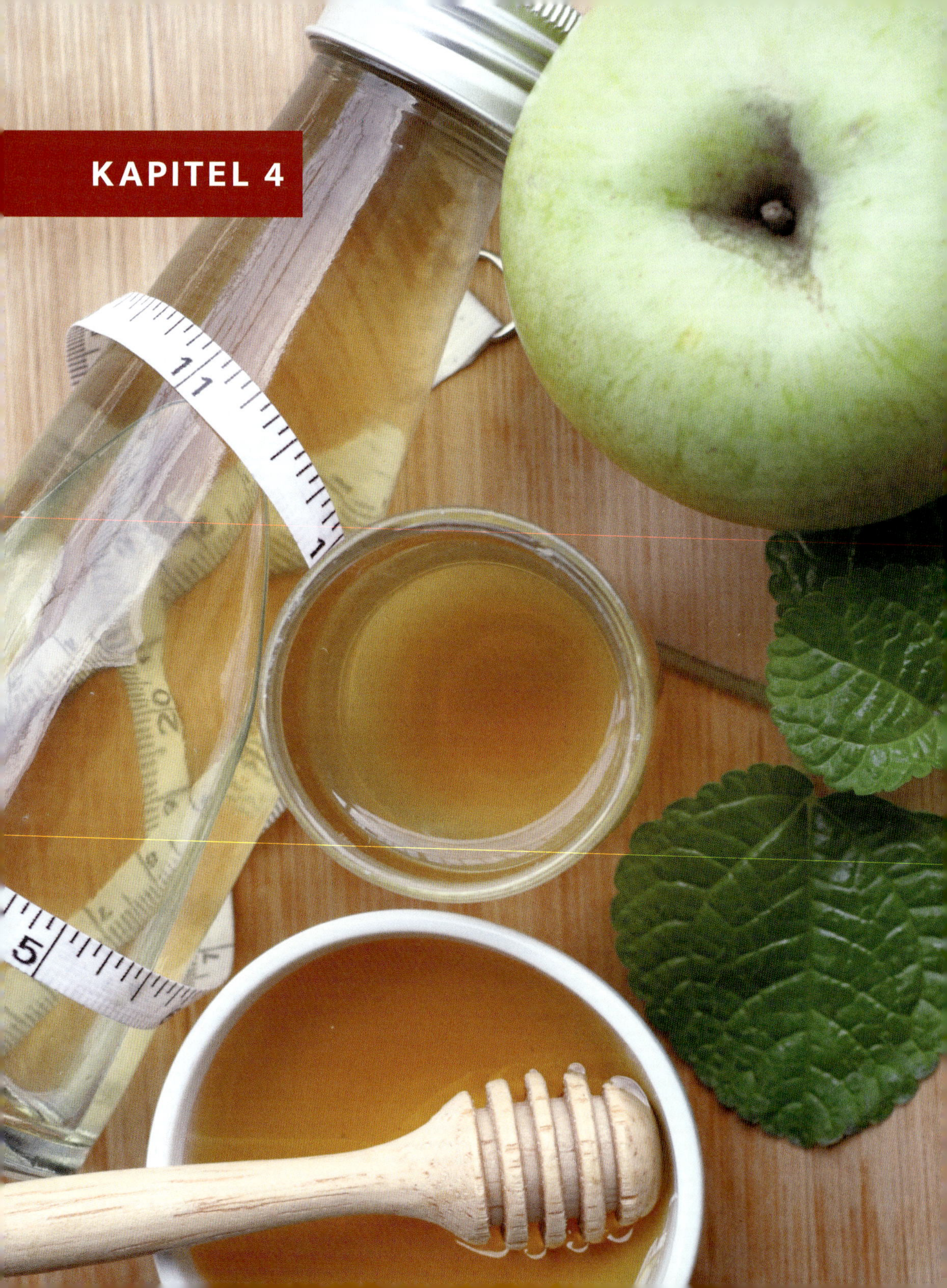

KAPITEL 4

Was macht Essig und Honig zum Traumpaar?

Wie Sie nun erfahren haben, besitzen Essig und Honig sehr viele ähnliche Eigenschaften, haben also viele Gemeinsamkeiten und wirken auf diese Weise synergistisch. Beide haben eine jahrtausendealte Tradition und wurden in allen großen Kulturen hoch geschätzt und verehrt. Und beide haben durch ihre hohe Zahl an bioaktiven Substanzen sehr viele positive Wirkungen auf die Gesundheit und helfen, zahlreiche Beschwerden zu lindern und zu heilen. Essig und Honig dienen auch effizient der Krankheitsvorbeugung, da sie antientzündliche und antioxidative Eigenschaften besitzen und somit Infekten vorbeugen und die Zellen vor schädlichen Einflüssen schützen können. Sie senken die Blutzucker- und Cholesterinwerte, regulieren auf diese Weise den Stoffwechsel mit und können Krankheiten des Herzens und des Kreislaufs vorbeugen.
Darüber hinaus sind Essig und Honig äußerst vielseitig einsetzbar, in Verbindung mit Heilpflanzen entstehen natürliche Heilsirupe, die auch Kindern verabreicht werden können. Zusammen mit anderen Bienenprodukten wie Bienenwachs lassen sich wohlriechende und völlig natürliche Cremes, Salben und Balsame für die äußerliche Anwendung herstellen.

In der Küche bieten Essig und Honig, vor allem in Verbindung mit frischen Kräutern, zahlreiche Einsatzmöglichkeiten als Salatdressing, Kräuterdip oder Würzmischung. Nicht zuletzt ist ein mit Mineralwasser aufgefüllter Essig-Honig-Mix ein idealer Durstlöscher und eine sehr gesunde Alternative zu stark zuckerhaltigen Limonaden oder Säften.

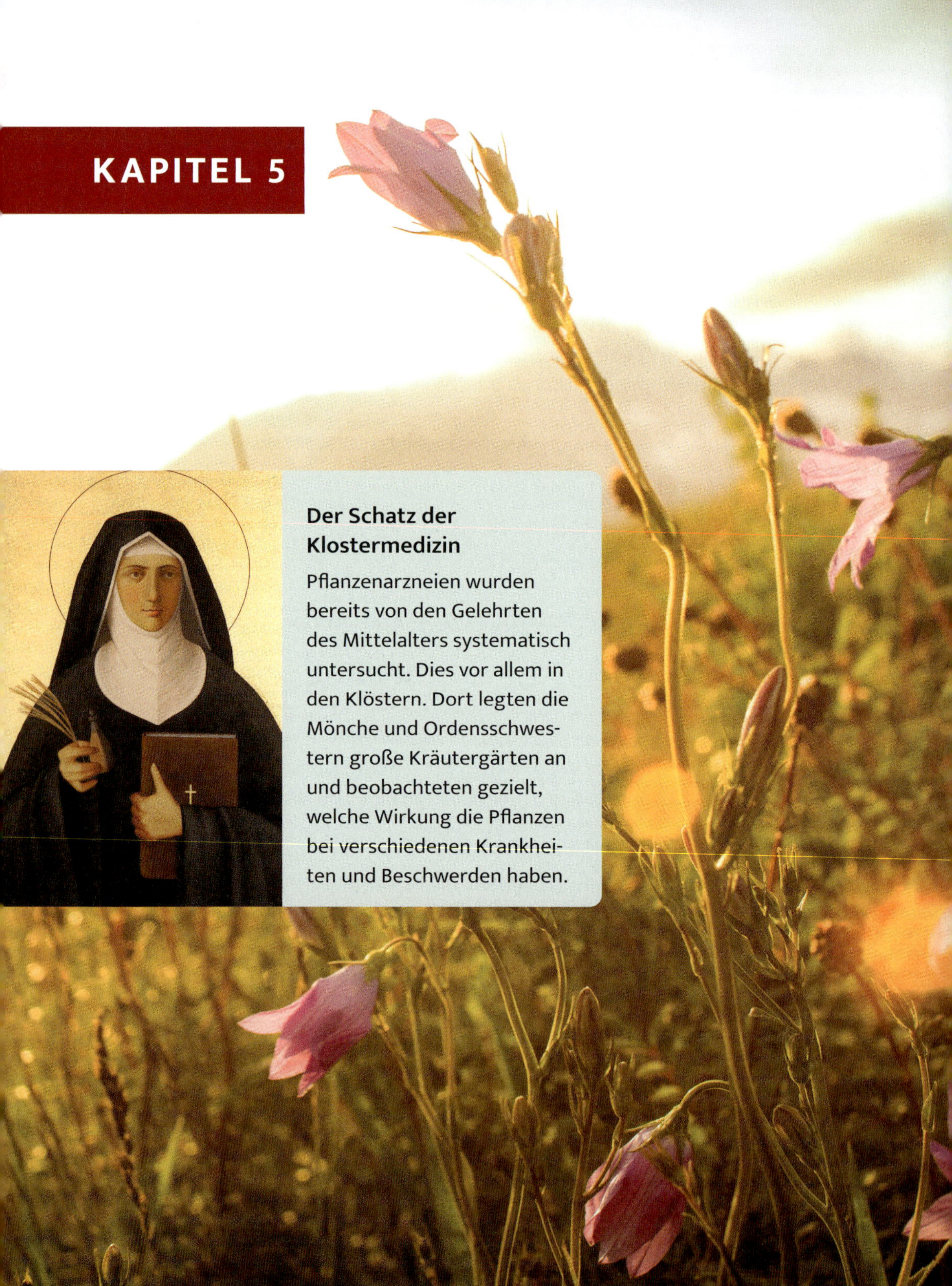

KAPITEL 5

Der Schatz der Klostermedizin

Pflanzenarzneien wurden bereits von den Gelehrten des Mittelalters systematisch untersucht. Dies vor allem in den Klöstern. Dort legten die Mönche und Ordensschwestern große Kräutergärten an und beobachteten gezielt, welche Wirkung die Pflanzen bei verschiedenen Krankheiten und Beschwerden haben.

Die zwei Oxymelarten

Es gibt zwei Arten von Sauerhonig: Oxymel simplex und Oxymel compositum. Oxymel simplex ist die alleinige Kombination von Honig und Essig zu variablen Teilen. Fügt man dem Oxymel simplex Heilpflanzen hinzu, wird der Sauersirup zum Oxymel compositum.

Das Grundrezept für Oxymel simplex finden Sie auf Seite 141, und auf den Seiten danach erwarten Sie zahlreiche Rezepte für Oxymel-compositum-Zubereitungen.

Die große Kraft heilender Pflanzen

»Es gibt eine Kraft aus der Ewigkeit und diese Kraft ist grün. Aus lichtem Grün sind Himmel und Erde geschaffen und alle Schönheit der Welt.«

Diese schönen, weisen Worte stammen von keiner Geringeren als der berühmten Äbtissin und Naturgelehrten Hildegard von Bingen (1098–1179). Die Benediktinerin war zutiefst von der großartigen Kraft der Natur überzeugt, die alles keimen, wachsen und erblühen lässt und immer wieder aufs Neue eine unglaubliche Schönheit hervorbringt. Hildegards große Liebe galt den heilenden Kräutern, Blüten und Wurzeln, deren Anwendung sie in ihren zahlreichen Schriften niederschrieb und die auch heute – 1000 Jahre später – eine große Bedeutung in der Naturheilkunde haben.

Heilkräuter waren für die Menschen des Mittelalters und der Zeit danach ungeheuer wichtig. Sie glaubten an die magische Kraft vieler Pflanzen und erhofften sich von ihnen Stärke, Gesundheit und Wohlbefinden. Das spiegelt sich auch in der Literatur und in Theaterstücken aus dieser Zeit wider. So ließ William Shakespeare (1564–1616), der berühmte Schriftsteller aus dem Elisabethanischen Zeitalter, beispielsweise in *Macbeth* Hexen Zaubergetränke aus seltsamen Wurzeln und Kräutern brauen, um die Seele oder den Körper zu beeinflussen.

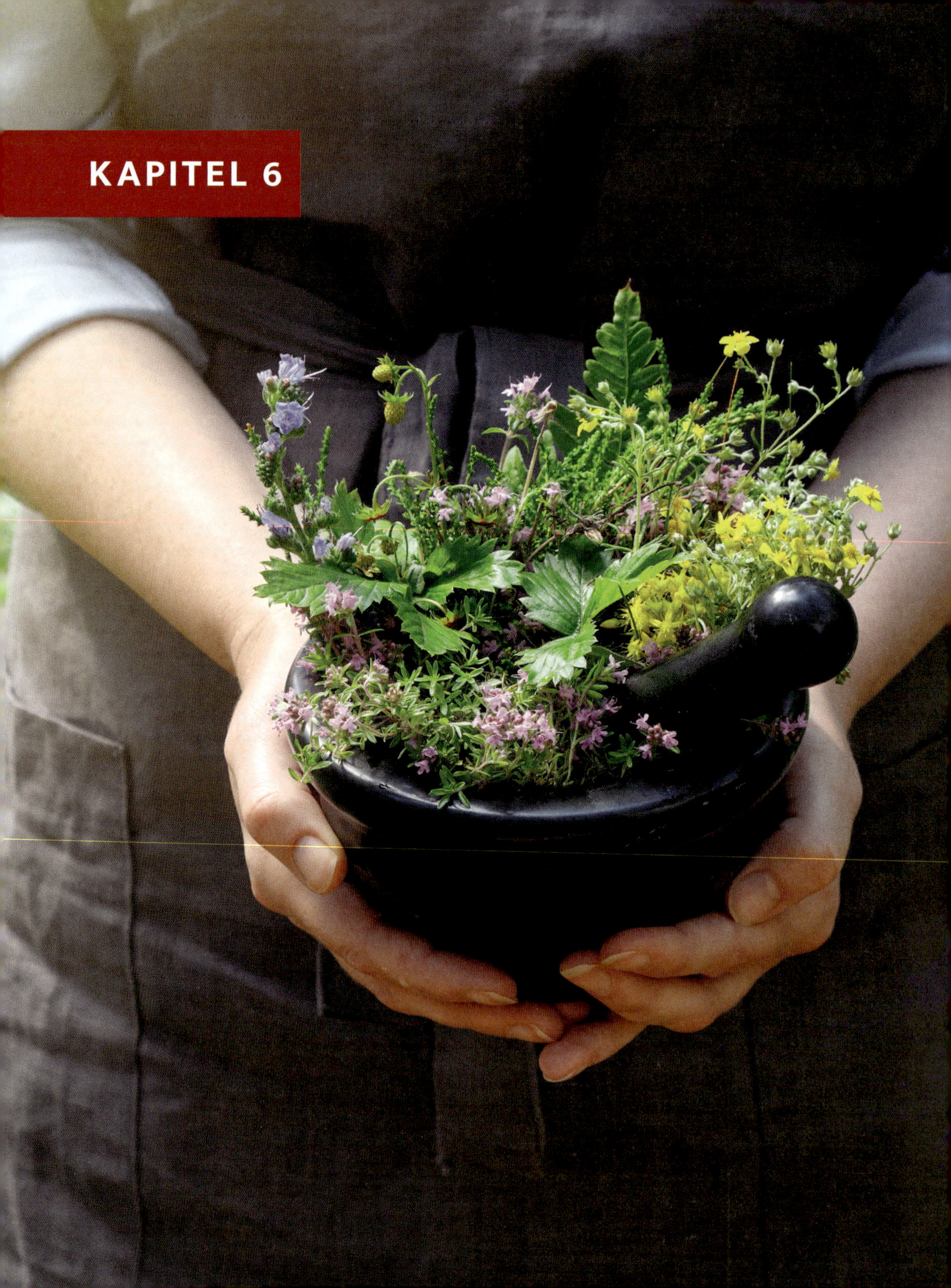

KAPITEL 6

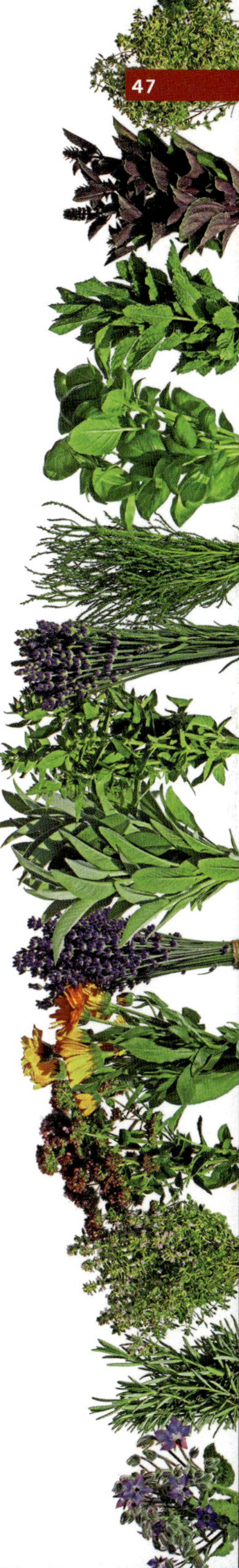

Heilen mit Pflanzen: eines der ältesten Therapieprinzipien

Die Tradition, mit Pflanzen zu heilen, ist aber noch viel älter. Die ersten Kräuterarzneien wurden nämlich schon vor etwa 4000 Jahren beschrieben. Außerdem spielten Pflanzentherapien in nahezu allen Kulturen eine große Rolle: bei den Chinesen, Indern, Ägyptern, Griechen, Römern oder in der Naturmedizin der Schamanen. Über die Jahrtausende ist damit ein riesiges Erfahrungswissen gewachsen, das über unzählige Generationen immer weiter tradiert wurde. An so einem alten und verbreiteten Therapieprinzip muss einfach etwas dran sein – auch wenn die moderne Naturwissenschaft die Pflanzenarzneien mit ihren Prüfmethoden kritisch unter die Lupe nimmt.

Was die Kräutermedizin bei den Menschen so beliebt macht, ist ihre sanfte, natürliche und zumeist nebenwirkungsarme Wirkung. Tatsächlich haben Pflanzenarzneien in den meisten Fällen einen viel schonenderen Effekt als synthetische Medikamente. Während diese nämlich meist nur aus ein oder zwei Wirkstoffen bestehen, enthält das pflanzliche Mittel ein fein abgestimmtes Stoffgemisch, das kein Pharmakologe der Welt je im Labor herstellen könnte. Vereinfacht kann man den Unterschied so beschreiben: Mit synthetischen Einzelsubstanzen wird der Organismus bombardiert, sie wirken schneller und abrupter, bringen aber auch wesentlich mehr Nebenwirkungen mit sich. Heilpflanzenpräparate wirken langsamer und schwächer, dafür sind sie viel verträglicher.

Bei akuten bedrohlichen Krankheiten ist die rasche Wirkung manch »chemischer Keulen« lebenswichtig. Chronische Leiden mit milderen Beschwerden lassen sich dagegen oft besser mit Pflanzenmedizin behandeln. Und natürlich eignet sich die wenig eingreifende Phytotherapie auch für Kinder ausgezeichnet.

Dennoch ist es ein Trugschluss, pflanzliche Arzneimittel generell als nebenwirkungsfrei zu betrachten. Es gibt pflanzliche Gifte, etwa das Atropin aus der Tollkirsche, die sehr gefährlich sein können. Allerdings werden solche Stoffe dann so gering dosiert und auf eine solch spezielle Weise verarbeitet, dass sie zu therapeutischen Zwecken eingesetzt werden können. In der Hausapotheke dürfen sie dennoch keinen Platz haben, der Umgang mit toxischen Pflanzen ist allein den Fachleuten vorbehalten!

Die lange Tradition der Phytotherapie

Die Pflanzenheilkunde blickt auf eine lange Geschichte zurück, denn schon im alten China und Indien wurden vor über 4000 Jahren Pflanzenarzneien entwickelt. Später machten sich viele berühmte Heilkundige aus der Antike und dem Mittelalter die heilende Kraft verschiedenster Pflanzen zunutze, darunter Hippokrates, Plinius, Dioskurides, Galen, Hildegard von Bingen und Paracelsus. Doch auch heute ist die Phytotherapie wieder voll im Trend.

Die Natur birgt kostbare Schätze in Gestalt von Heilpflanzen

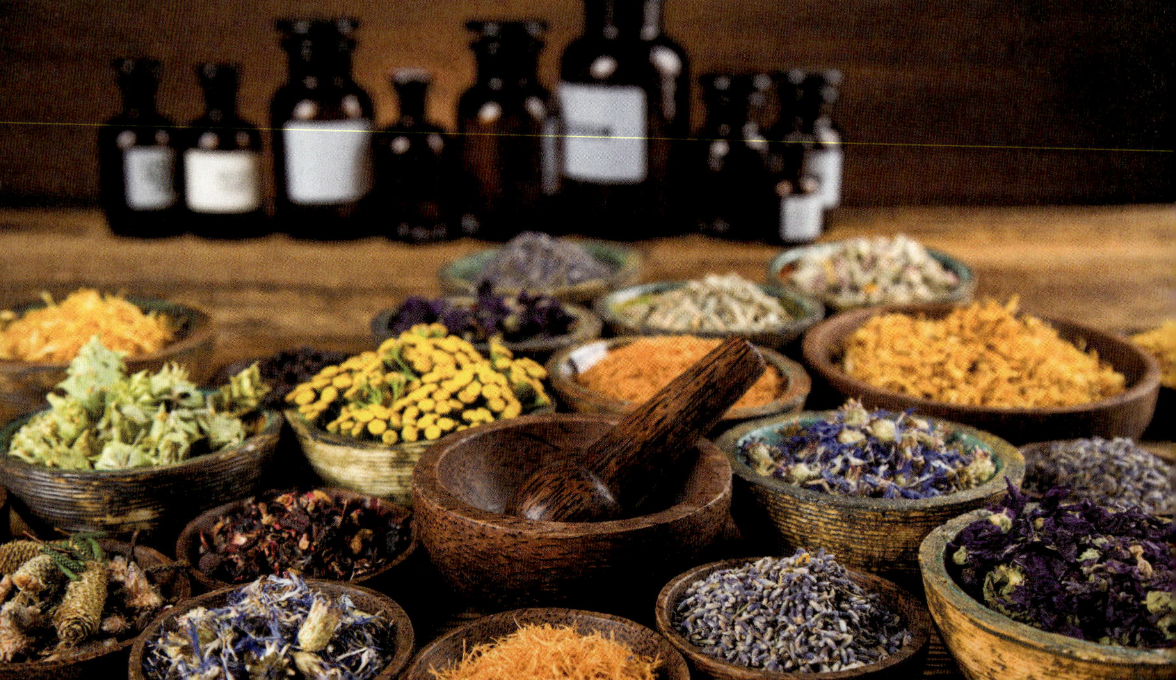

Pflanzen mit vielfältigen Wirkstoffen

Die moderne Wissenschaft hat sich intensiv der Erforschung von Heilpflanzen angenommen und kennt heute zumindest die Hauptwirkstoffe der meisten Kräuter und Wurzeln. Allerdings gibt es immer noch eine große Zahl von Heilpflanzen, deren Wirkstoffzusammensetzung noch nicht genau bekannt ist. Man kann zwar sagen, dass sie eine bestimmte Wirkung entfalten, doch auf welche Substanzen das zurückzuführen ist, bleibt vorerst weiter ein Geheimnis. Die wichtigsten Inhaltsstoffe von Heilpflanzen sind je nach ihrer therapeutischen Wirkung in verschiedene Gruppen eingeteilt:

Alkaloide

Dabei handelt es sich um Substanzen, die in ihrer chemischen Wirkweise basisch (= alkalisch) sind und somit sauren Stoffen entgegenstehen. Alkaloide beeinflussen den Organismus in vielfältiger Weise. Sie wirken im Nervensystem, aktivieren den Hormonstoffwechsel in den Drüsen oder stimulieren die Muskulatur der Organe wie etwa des Darms.

Ätherische Öle

Hier handelt es sich um feine Pflanzenöle, die ein starkes Aroma entfalten. Sie befinden sich in unterschiedlicher Menge in den Pflanzen. Kräuter wie Rosmarin, Thymian oder Salbei verströmen einen besonders ausgeprägten aromatischen Duft, was auf ihren hohen Gehalt an ätherischem Öl zurückzuführen ist. Die Pflanzenöle setzen sich aus vielen verschiedenen Substanzen zusammen, die ganz unterschiedliche Wirkungen im Organismus haben. Die meisten von ihnen haben entzündungshemmende, keimtötende und immunstärkende Eigenschaften.

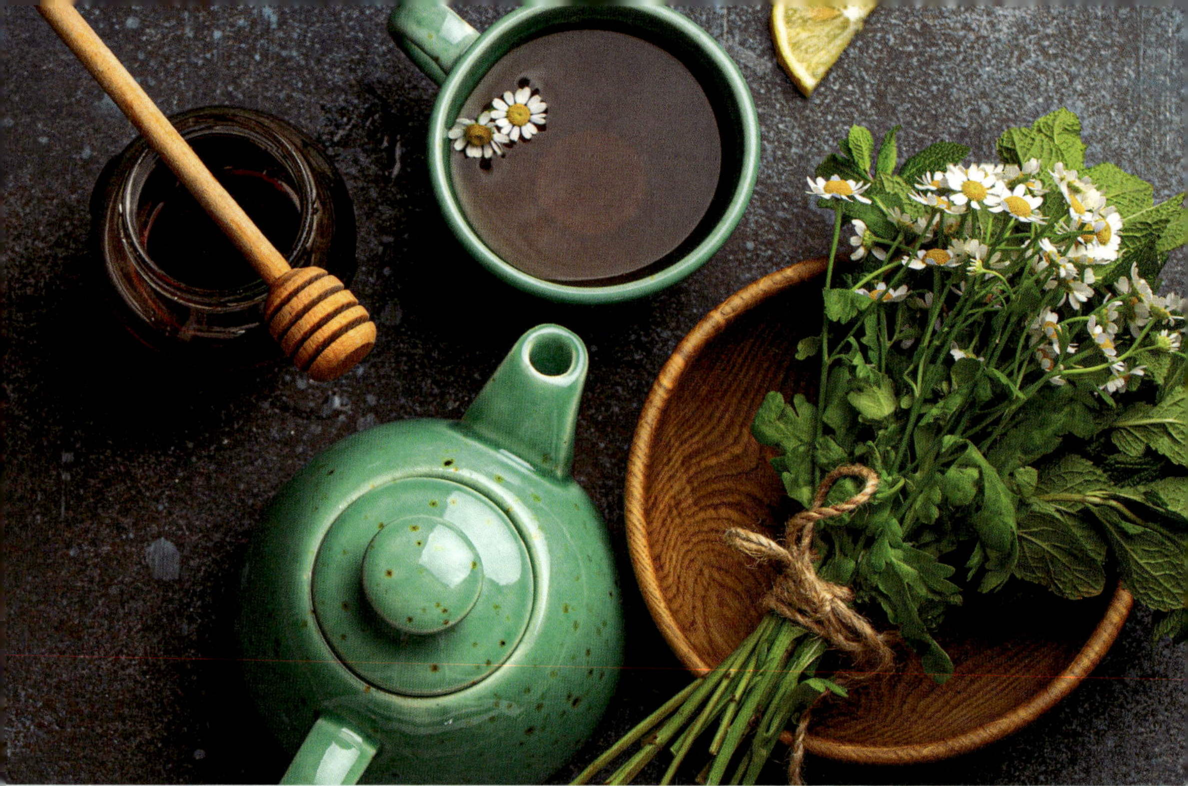

Bitterstoffe

Bitterstoffe befinden sich in Pflanzen mit einem stark bitteren Geschmack, zum Beispiel Schafgarbe, Wermut, Ingwer oder Löwenzahn. Diese Stoffe regen vor allem das Verdauungssystem an, weshalb sie bevorzugt bei Störungen im Magen-Darm-Trakt sowie bei Gallen- und Leberleiden eingesetzt werden.

Flavonoide

Die Gruppe dieser Pflanzenwirkstoffe ist sehr groß und umfasst zahlreiche Substanzen mit ähnlicher chemischer Zusammensetzung. Reich an Flavonoiden sind Küchenkräuter, Gemüse und Obst. Die Wirkstoffe haben vielfältige Eigenschaften. Vor allem aber dienen sie der Vorbeugung von Krankheiten und tragen zur Gesunderhaltung bei. Flavonoide wirken im Konzert mit anderen Stoffen, etwa Vitaminen oder Spurenelementen, wobei sie sich oft in ihrer Wirkung wechselseitig verstärken oder ergänzen.

Gerbstoffe

Auch diese Substanzen sind in den meisten Heilpflanzen vertreten. Sie dienen der Pflanze als Schutz vor Verletzungen. In der Phytotherapie haben sie vor allem einen positiven Effekt auf der Haut und den Schleimhäuten. Dort wirken sie unter anderem adstringierend – was so viel heißt wie »zusammenziehend«. Sie mildern auf diese Weise Entzündungsprozesse und tragen zur Regeneration von Haut und Schleimhäuten bei.

Glykoside

Dabei handelt es sich um Stoffe, die biochemisch gesehen den Zuckerverbindungen zugeordnet werden. Sie sind in der Pflanzenwelt zahlreich vertreten und entfalten unterschiedliche Wirkungen im Körper.

Mineralstoffe, Vitamine und Spurenelemente

Diese Stoffe befinden sich in fast allen Heilpflanzen. Sie sind für den Organismus von großer Bedeutung, weil sie im Stoffwechsel der Zellen wichtige Funktionen haben. Mineralstoffe, Vitamine und Spurenelemente müssen von außen mit der Nahrung zugeführt werden, weil der Körper sie nicht selbst herstellen kann.

Saponine

Diese Substanzen bilden eine Untergruppe der Glykoside. Sie werden ebenfalls zu vielfältigen Heilzwecken eingesetzt, da sie entzündungshemmende, schleimlösende und stoffwechselanregende Eigenschaften haben.

Schleimstoffe

Dabei handelt es sich um chemische Verbindungen, die zusammen mit Wasser zu einer Schutzschicht für die Schleimhäute aufquellen. So wirken sie vor allem heilend an den Schleimhäuten der Atemwege sowie des Verdauungssystems.

KAPITEL 7

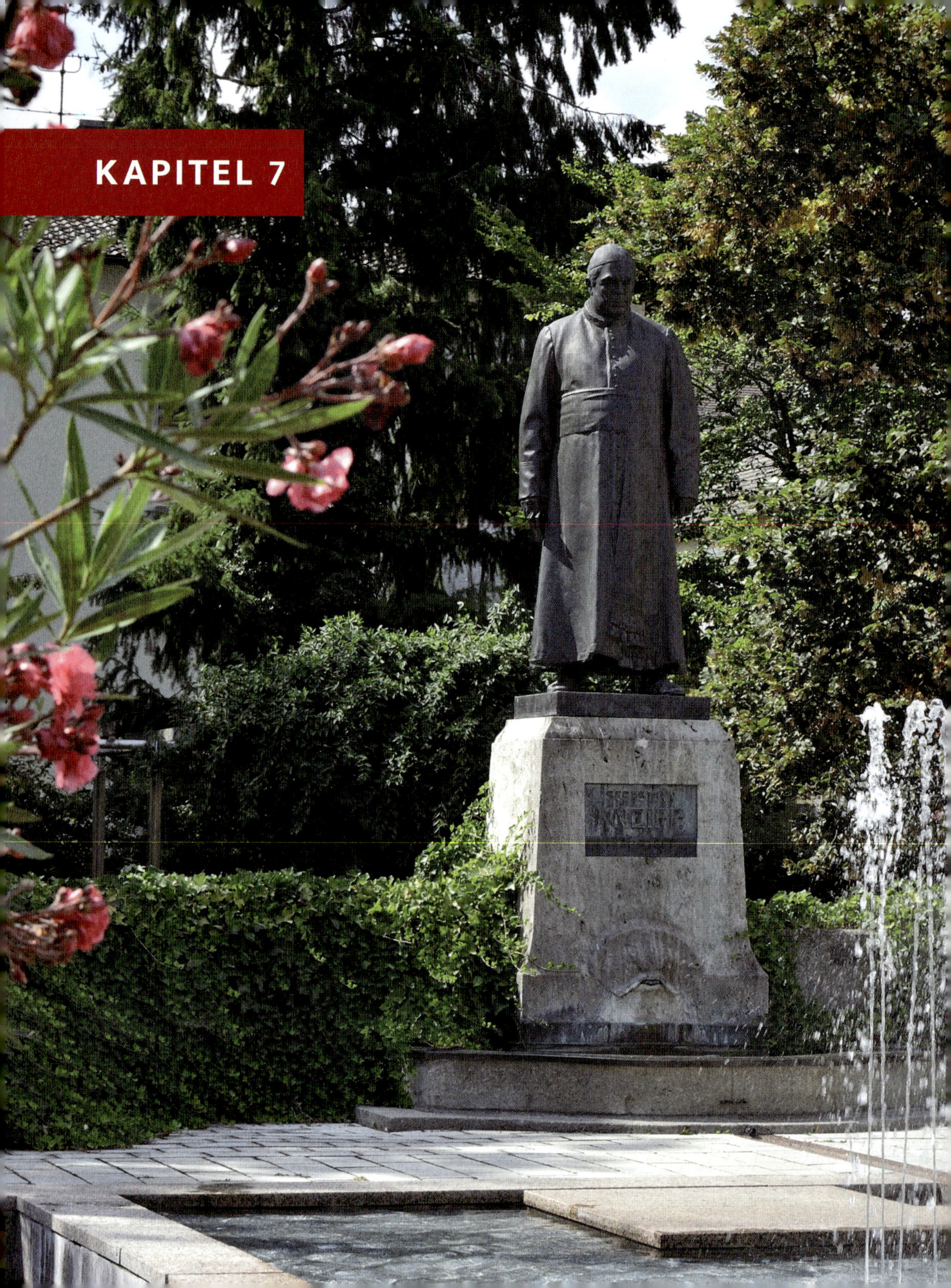

Gut kombiniert: Oxymel- und Kneipptherapie

»Das vom Schöpfer der Menschheit verliehene Wasser und die aus dem Pflanzenreich ausgewählten Kräuter machen das Wesentliche aus, Krankheiten zu heilen und den Körper gesund zu machen.«

Sebastian Kneipp (1821–1897)

Dieses Zitat des berühmten Naturgelehrten aus dem Kurort Bad Wörishofen bringt sein Denken und Wirken auf den Punkt. Die Lehre von Pfarrer Kneipp war durch und durch ganzheitlich ausgerichtet; ihre Akzente lagen dabei auf der Hydrotherapie – der therapeutischen Anwendung von Wasser – und der Phytotherapie, der Pflanzenheilkunde. Kneipps große Erfolge mit den Wasseranwendungen – nicht zuletzt bei sich selbst, als er sich mit regelmäßigen winterlichen Bädern in der eiskalten Donau von einer lebensbedrohlichen Lungenerkrankung heilte – brachten ihm den Beinamen »Wasserdoktor« ein, sein enormes Wissen um die Heilkraft von Pflanzen wiederum führte zur Bezeichnung »Kräuterpfarrer«.

Die Hydrotherapie und die Pflanzenheilkunde entwickelten sich dann auch zu den beiden tragenden Säulen seiner Gesundheitslehre, zu denen sich drei weitere Säulen dazugesellten: die Ernährungstherapie, die Bewegungstherapie und die Ordnungstherapie.

Fünf Säulen für Ihre Gesundheit

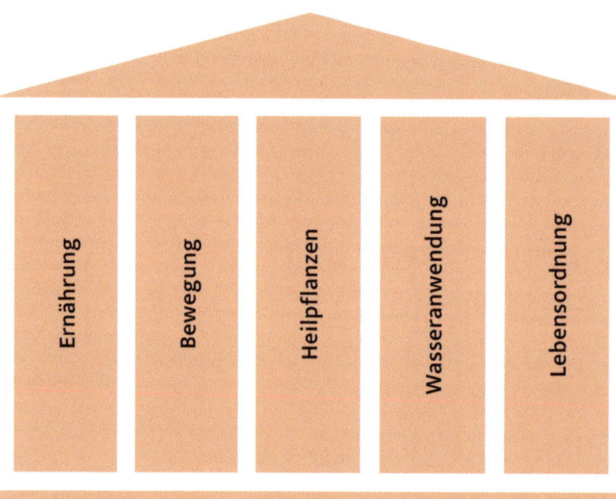

Die fünf Säulen der Lehre von Pfarrer Kneipp

Wasseranwendungen

Eine der bewährtesten Strategien zur Behandlung von Beschwerden und zur Kräftigung des Organismus entwickelte Sebastian Kneipp (1821–1897) mit seiner Hydrotherapie. Zu Recht ging er dadurch als »Wasserdoktor« in die Geschichte der Naturheilkunde ein. Denn obwohl sein Therapiekonzept Pflanzenheilkunde, Ernährungs- und Bewegungstherapie sowie Ordnungstherapie als Wechselspiel von Seele und Leib beinhaltet und damit ganzheitlich orientiert ist, bilden die Wassertherapien den Kernpunkt seines Therapiekonzeptes.

Nachdem er verschiedene Behandlungsmöglichkeiten mit Wasser an sich selbst getestet hatte, entwickelte er feste Regeln dafür. Zeit seines Lebens war er darum bemüht, diese Therapieform auszubauen und zu verfeinern. Er behandelte mit der Hydrotherapie Herz-Kreislauf-Erkrankungen, Organstörungen sowie Infektionskrankheiten und setzte sie auch zur Stabilisierung der Psyche ein, zur Entspannung oder Aktivierung. Auch für die Behandlung von Krankheiten im Kindesalter bieten sich verschiedene Kneipp'sche Wassertherapien an.

Grundlage der Kneipp'schen Therapielehre ist das Prinzip von Reiz und Reizantwort, das auch seinen Wasseranwendungen zugrunde liegt. Das Prinzip der Hydrotherapie basiert auf den Temperaturreizen, die das Wasser auf der Haut bewirkt. Warmes und kaltes Wasser setzt unterschiedliche Reize, die vom Körper unterschiedlich beantwortet werden. Die Haut registriert den Temperaturreiz. Das geschieht über Temperaturfühler in der Haut, in der medizinischen Fachsprache als Thermorezeptoren bezeichnet. Sie melden den Temperaturreiz an Nerven, die diese Information ans Rückenmark weitergeben; so gelangt diese zum Gehirn. Temperaturreize haben dort bestimmte Effekte, beispielsweise die Änderung des Herzschlags, des Blutdrucks und des Wachheitsgrades. Die Temperaturreize bewirken zusätzlich, dass der Muskeltonus, also die Spannung, herabgesetzt wird. In der Kneipp'schen Lehre gibt es weit über Hundert verschiedene Wasseranwendungen in Form von Waschungen, Wassertreten, Güssen, Bädern, Inhalationen und Wickeln.

Pfarrer Kneipp sah Wasser als heilendes Element

Heilpflanzen

Auch der Naturheilkundler Sebastian Kneipp wusste natürlich um die Kraft heilender Pflanzen und setzte sie gezielt als therapeutisches Mittel ein – oft in Ergänzung zu den anderen Maßnahmen wie Ernährungstherapie und Hydrotherapie. Allerdings kommen in der Pflanzentherapie von Pfarrer Kneipp nur milde oder mäßig stark wirkende Kräuter zum Einsatz, die vorwiegend in unseren Breiten beheimatet sind. Sie werden oft zur äußerlichen Anwendung in Verbindung mit der Wassertherapie als Wickel oder Umschlag genutzt. Eine klassische Zubereitung ist der Heilkräutertee. Die Heilpflanzen von Pfarrer Kneipp finden sich aber auch in Säften, Tinkturen, als Sud oder Essenzen in Inhalationsnebeln. Und schließlich bildet die Heilpflanzentherapie des »Kräuterpfarrers« eine ideale Grundlage für die Kombination mit Oxymel. Da die von Pfarrer Kneipp verwendeten Pflanzen wissenschaftlich sehr gut untersucht, nebenwirkungsarm und gut verträglich sind, eignen sie sich hervorragend für Oxymel-compositum-Zubereitungen. Man kann Heilkräuter mit Oxymel ansetzen, Oxymel simplex mit Teezubereitungen mischen oder kalt mit frischem Quellwasser als Erfrischungsgetränk genießen – die Kombinationsmöglichkeiten sind äußerst vielfältig, wie Sie später noch erfahren werden. Da die Verbindung des gesunden Sauerhonigs mit der umfassend erforschten Kräutermedizin von Pfarrer Kneipp viel Sicherheit bietet, werden Sie im Rezeptteil am Schluss dieses Ratgebers ausschließlich Heilkräuterrezepturen finden, wie sie vom Pfarrer selbst entwickelt und von erfahrenen Kneippärzten weiter tradiert und ausgebaut wurden.

Die Pflanzentherapie ist eine tragende Säule der Kneipp'schen Lehre

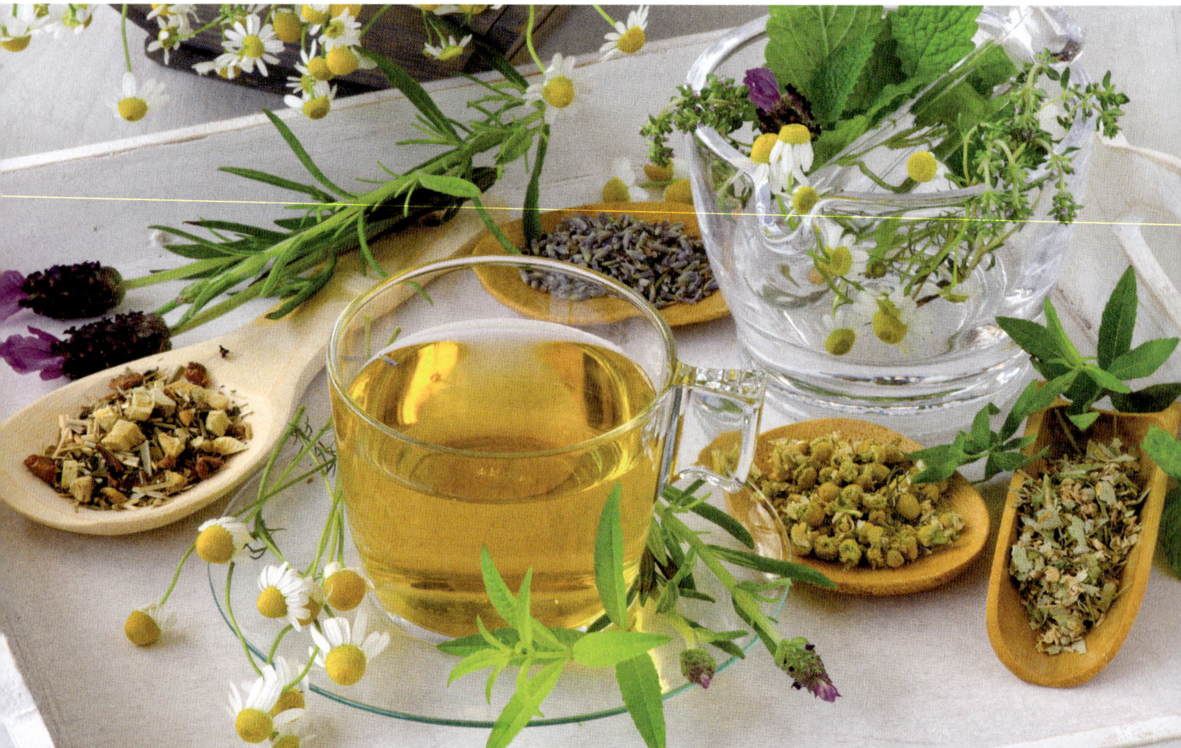

Ernährung

Pfarrer Kneipp entwickelte eine Ernährungslehre mit einfachen Regeln, die auch den Erkenntnissen der modernen Ernährungswissenschaft leicht standhält. Er plädierte für eine vollwertige Ernährung auf der Basis von reichlich frischem Obst und Gemüse, Getreide- und Milchprodukten. Dabei empfahl er den Menschen seiner Zeit, folgende Regeln einzuhalten:

- Lieber mehrere kleine als drei große Portionen am Tag
- Mit Fett und Zucker sparsam umgehen
- Lebensmittel schonend behandeln
- Auf eine abwechslungsreiche, ausgewogene Mischkost achten
- Keine Diäten und strengen Lebensmitteleinschränkungen
- Essen mit Freude und Genuss

Grundlegende Ernährungstipps

In Anlehnung an die Ernährungsregeln von Pfarrer Kneipp sollten Sie folgende Empfehlungen für die Ernährung beherzigen:

- In Deutschland unterliegen Lebensmittel strengen Kontrollen und Auflagen, sodass sie im Vergleich zu manchen ausländischen Waren sehr schadstoffarm sind. Trotzdem ist es besser, sich über die Herkunft genau zu informieren und nach Möglichkeit Obst und Gemüse zu kaufen, das aus biologischem Anbau stammt.
- Machen Sie es wie unsere Großmütter und bringen Sie das auf den Tisch, was die Region zur Jahreszeit bietet. Also zum Beispiel Kopfsalat oder Erdbeeren nicht im Winter, sondern erst im späten Frühjahr, Tomaten und Karotten im Sommer, Kohl- und Krautsorten im Spätherbst.
- Bereiten Sie Obst und Gemüse richtig zu. Gut ist, möglichst viel Rohkost zu verzehren, weil dann die wertvollen Inhaltsstoffe am besten erhalten bleiben. Doch auch beim Kochen

müssen Sie nicht verloren gehen: Wussten Sie, dass Vitamin C nur zwischen 65 und 85 Grad Celsius zerstört wird? Wenn Sie das Gemüse also in heißen Wasserdampf (100 Grad Celsius) oder heißes Öl (wie zum Beispiel in der asiatischen Wok-Küche) geben, bleiben die Vitalstoffe erhalten.

- Setzen Sie auf abwechslungsreiche Kost. Versuchen Sie nach Möglichkeit, an jedem Tag der Woche ein anderes Gericht auf den Tisch zu bringen. Heutzutage ist Zeit ein Luxusfaktor und deshalb die Versuchung groß, auf Fertigkost zurückzugreifen oder immer wieder die gleichen Gerichte zuzubereiten. Ihrer Familie und Ihren Kindern zuliebe sollten Sie sich aber die Zeit für die Zubereitung abwechslungsreicher Mahlzeiten nehmen.

Bewegungstherapie

Schon Pfarrer Kneipp hatte die Sorge, dass die Menschen seiner Zeit zu Bewegungsmuffeln und Stubenhockern verkommen könnten. Diese Befürchtung ist heute, in Zeiten von überbordendem Computer- und Handykonsum, aktueller denn je. Körperliche Bewegung, das wusste Pfarrer Kneipp ganz genau, wirkt ausgleichend auf das vegetative Nervensystem, bringt Stoffwechsel und Kreislauf in Schwung und baut Knochen und Muskeln auf. Pfarrer Kneipp forderte keinen Leistungssport, sondern ein moderates Training und gemäßigte Sportarten wie Schwimmen, Fahrradfahren und Wandern.

Lebensordnung

Vielen Menschen geht im hektischen und von vielen Krisen und Problemen gezeichneten Medienzeitalter zunehmend die Fähigkeit zu innerer Ausgeglichenheit und Harmonie verloren. Dies drückt sich unter anderem in einer Vielzahl seelisch-geistiger Probleme aus, wie etwa Aggressivität, Konzentrationsmangel, Unruhe oder Nervosität. Eine wichtige Säule der Kneipp'schen Behandlung besteht in der sogenannten Ordnungstherapie, der Regulierung des natürlichen

Rhythmus von Schlafen und Wachsein, Anspannung und Entspannung, Leistung und Ausruhen. Dieser naturgegebene Wechsel von Aktivität und Passivität unterliegt der Steuerung durch das vegetative Nervensystem. Pfarrer Kneipp geht davon aus, dass der Mensch in diesen Rhythmus gestaltend eingreifen kann – im negativen wie im positiven Sinne. Im Rahmen der ganzheitlich ausgerichteten Kneipptherapie gibt es viele Techniken und Übungen, die den Rhythmus wieder normalisieren, das Gleichgewicht wieder herstellen und für ein harmonisches Zusammenspiel von Körper, Geist und Seele sorgen.

Bewegung in der Natur hatte bei Pfarrer Kneipp einen hohen Stellenwert

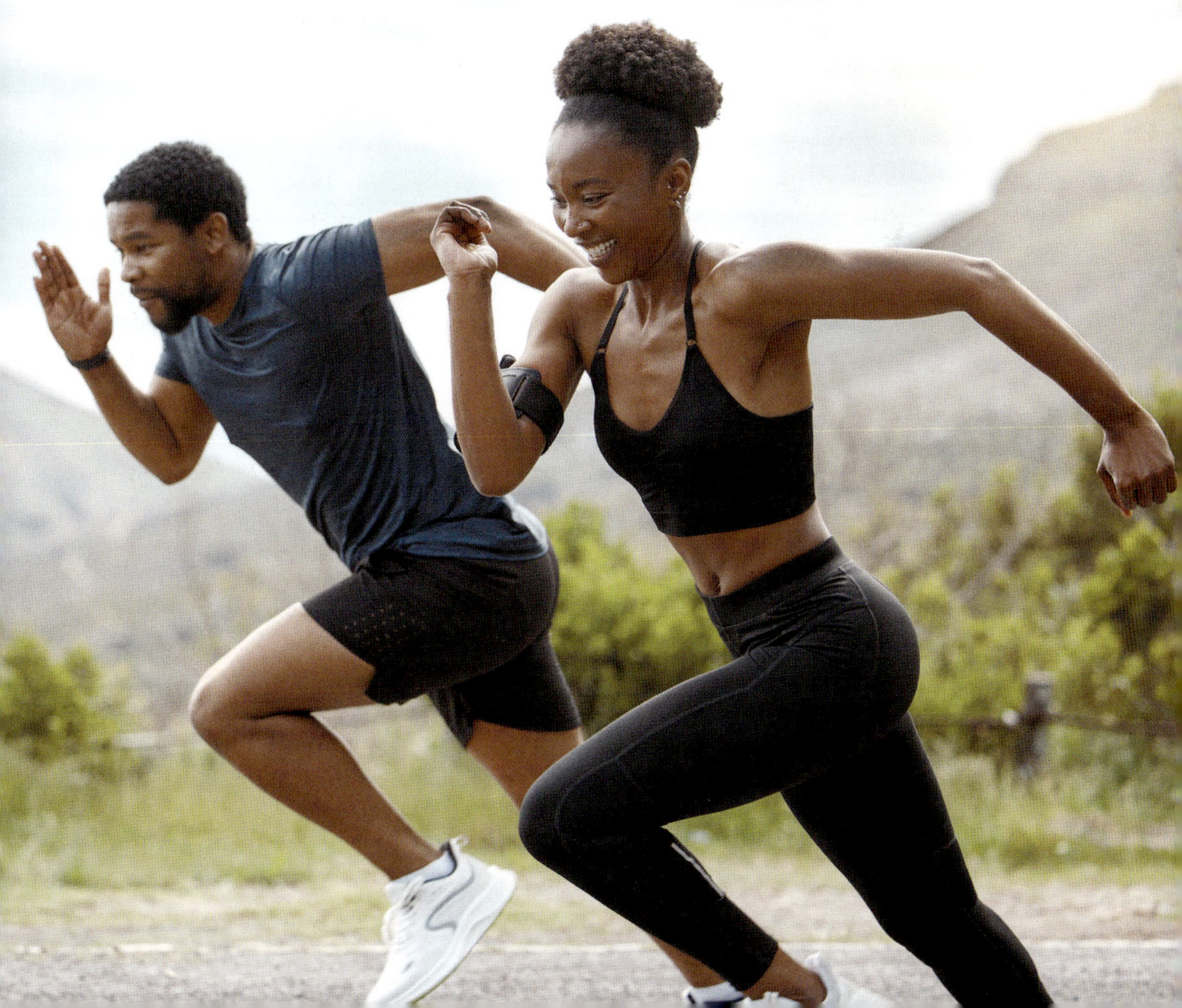

Die fünf Säulen in der Gesundheitskur

Auf der Website des Verbandes Deutscher Kneippheilbäder und Kneippkurorte (siehe Adresse im Anhang) finden Sie zahlreiche Informationen zum Wirken von Pfarrer Sebastian Kneipp und zu Kuren und Kurorten, in denen seine Lehre umgesetzt wird. Die fünf Säulen, auf denen diese Lehre basiert, sind in sehr schönen Worten beschrieben und machen Lust auf eine Kneippkur:

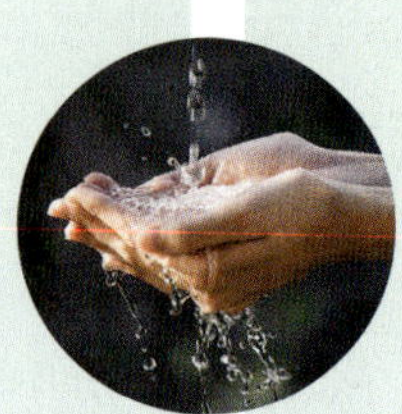

Kraft des Wassers

Wasser – heiß, kalt, im Wechsel und an unterschiedlichen Körperstellen im Einsatz – hat eine heilende und vorbeugende Wirkung auf den gesamten Organismus. Kneipp entwickelte all diese Anwendungen, verfeinerte und kombinierte sie, um das Immunsystem zu trainieren. Heute weiß man: Wasser ist pure Natur, Energiequelle und das reinste Schönheitselixier.

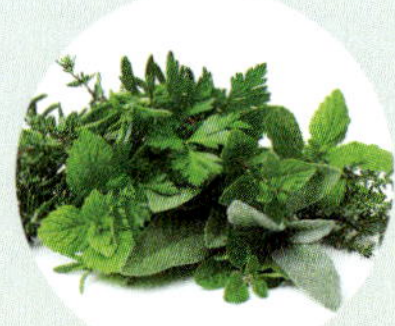

Natur wirkt in Kräutern

Kräuter – die Essenz von Mutter Natur. Schon früh hat Sebastian Kneipp erkannt, dass gegen jede Krankheit ein Kraut gewachsen ist. Voller Engagement hat er das alte Wissen ausgegraben und in Tees, Salben, Tinkturen oder Badezusätzen umgesetzt, die er seinen Patienten äußerlich und teilweise innerlich verabreichte. Heute ist die Wirkung der Heilpflanzen wissenschaftlich erwiesen.

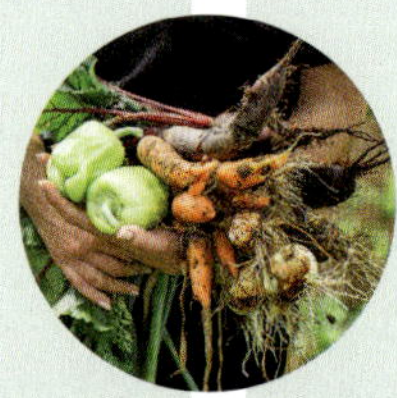

Gesundheit und Genuss

Ein unschlagbares Trio – Nahrung, Genuss und Gesundheit. Pfarrer Kneipp war kein Asket. Er aß gern und genoss das Leben. Bei allem Genuss hielt er sich jedoch an ein einfaches wie wirksames Rezept, um einen harmonischen Ausgleich für Körper, Seele und Geist zu schaffen: »Die Nahrung soll einfach und naturbelassen sein, aber schmackhaft!«

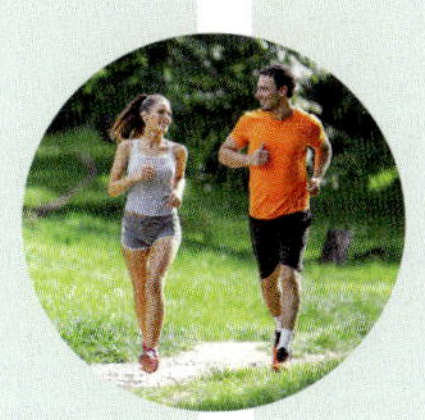

Leben in Bewegung

Unser Leben in Bewegung – Sebastian Kneipp wandte sich gegen Hektik und Stress, da beides auf Kosten der Gesundheit geht. Er empfahl daher maßvolle Bewegung. Das ideale Wechselspiel zwischen Spannung und Entspannung verspricht ein vollkommen neues Körpergefühl. In Kombination mit einer gesunden Ernährung wird der Körper auch von innen fit.

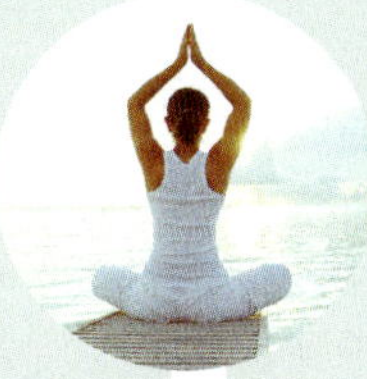

Innere Balance

Das Innerste im Gleichgewicht – als Menschenkenner und Seelsorger hat Pfarrer Kneipp schnell gelernt, dass zur Gesundheit eines Menschen eine gesunde Seele gehört. Bei Kneipp und in »seinen« Kurorten geht es daher vor allem auch darum, zu innerer Balance zu gelangen, neue Kraft zu tanken, den Blick fürs Wesentliche zu schärfen und mehr Lebensfreude zu finden.

Quelle: Verband Deutscher Kneippheilbäder und Kneippkurorte

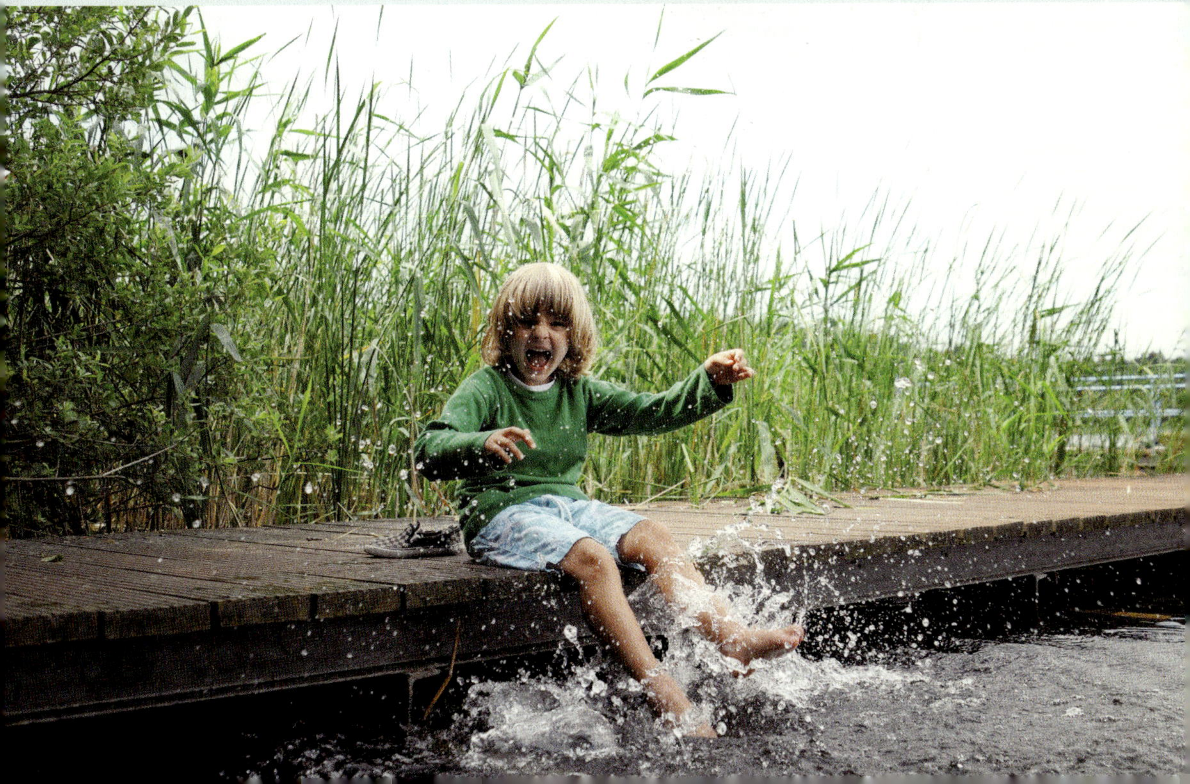

KAPITEL 8 – GROSSER PRAXISTEIL

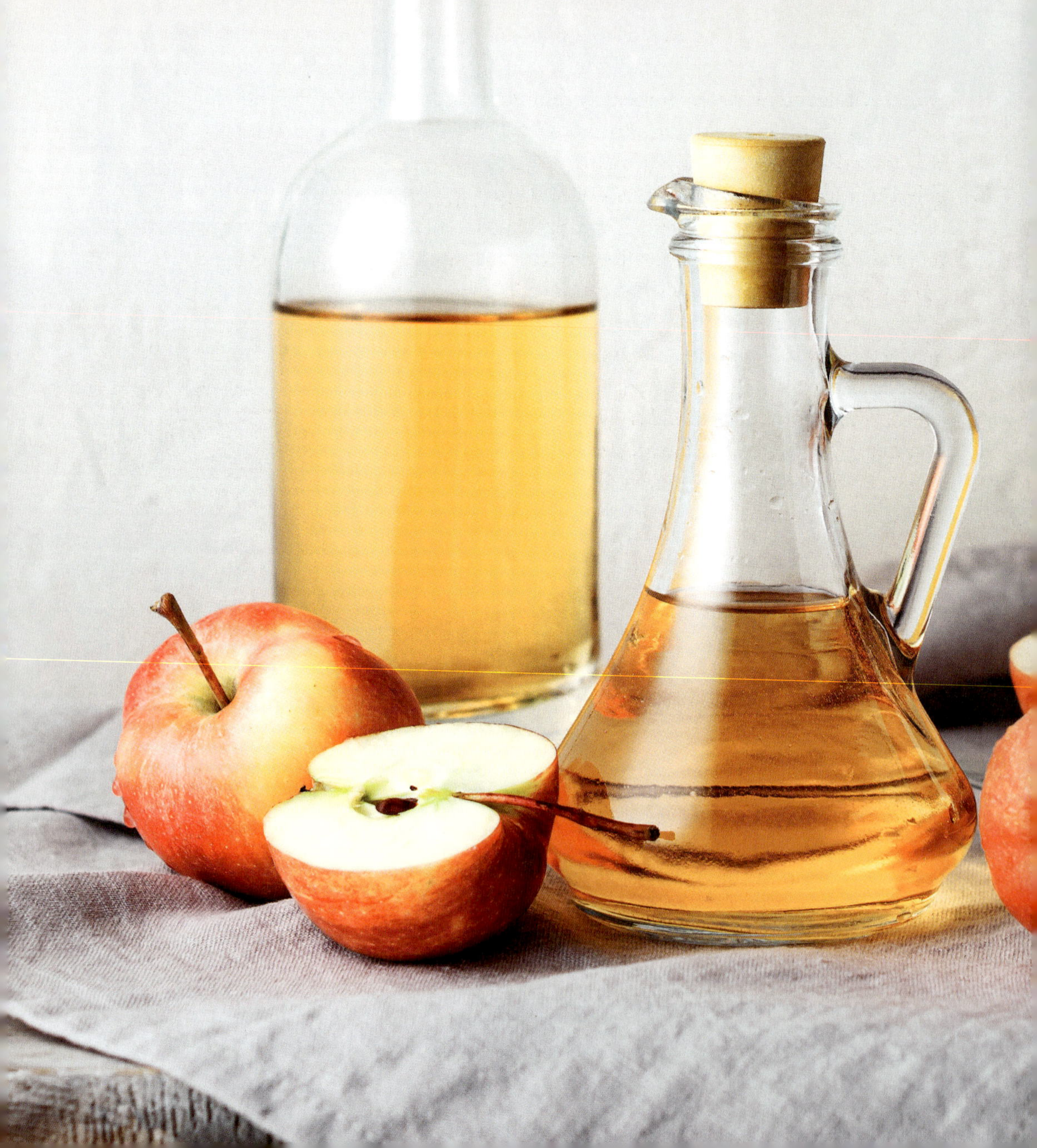

Beschwerden lindern mit Oxymel und Kneipp

Auf den folgenden Seiten finden Sie eine umfassende Beschreibung der häufigsten Krankheiten und Beschwerden, die sich gut mit Kneipp'schen Anwendungen sowie Tee- und Oxymelzubereitungen behandeln lassen. Sie erfahren zunächst die Ursachen und charakteristischen Symptome der Erkrankung, dann folgen bewährte Heilpflanzen zur Behandlung mit Teegrundrezepten sowie gut geeigneten Kneippanwendungen wie Güsse oder Wickel.

Für die jeweiligen Oxymelzubereitungen erhalten Sie stets einen Verweis auf das Rezeptekapitel im hinteren Teil des Ratgebers, genauso für spezielle Teerezepte, sogenannte Standardzulassungen, die von dem Arzt und Kneippexperten Dr. Hartmut Dorstewitz publiziert wurden.

Bitte beachten Sie: Die folgenden Behandlungsempfehlungen gelten ausschließlich für leichtere Beschwerden und Krankheiten mit einem milderen Verlauf. Bei akuten, schwerwiegenden Symptomen oder Zeichen eines gravierenden chronischen Krankheitsverlaufs konsultieren Sie bitte umgehend Ihre Ärztin oder Ihren Arzt!

Kopf und Hals

Halsschmerzen

Ursachen

Halsschmerzen sind fast immer die ersten Zeichen eines grippalen Infekts. Ursache ist eine Entzündung der Rachenschleimhaut, die durch Erkältungsviren hervorgerufen wird. Die Erreger werden durch winzige Speicheltröpfchen beim Husten, Sprechen oder Niesen von Mensch zu Mensch übertragen.

Symptome

Typische Beschwerden sind Brennen sowie Kratzen im Hals- und Rachenbereich, außerdem Probleme beim Schlucken und eventuell Heiserkeit. Die Rachenschleimhaut ist gerötet. Fieber, Abgeschlagenheit, Kopf- und Gliederschmerzen können ebenfalls auftreten.

Heilpflanzen für Tee und Oxymel

Salbei, Kamille

Teegrundrezept: Zwei Teelöffel Salbeiblätter und Kamillenblüten mit ¼ Liter kochendem Wasser überbrühen. Etwa 8 bis 10 Minuten ziehen lassen, dann abseihen.

Oxymelrezept: Salbei-Oxymel (siehe Seite 152)

Kneipp

Quarkwickel: Ein feuchtes Leintuch fingerdick mit Quark aus dem Kühlschrank bestreichen. Dieses auf den Hals legen und mit einem Woll- oder Handtuch umwickeln. Einige Stunden einwirken lassen, idealerweise über Nacht.

Heiße Zitrone: Den ausgepressten Saft einer ganzen Zitrone mit 250 Millilitern heißem Wasser mischen und nach Bedarf mit Oxymel simplex süßen. Trinken Sie dies möglichst heiß in kleinen Schlucken.

Salzwasser zum Gurgeln: Einen gestrichenen Teelöffel Kochsalz in einem Glas warmem Wasser auflösen. Morgens und abends, bei Bedarf auch während des Tages gurgeln, aber nicht schlucken.

Kopfschmerzen

Ursachen

Die Ursachen von Kopfschmerzen sind äußerst vielfältig. Zusammen mit Gliederschmerzen treten sie häufig als Begleiterscheinung einer beginnenden Erkältung auf. Auch beim »Kater« nach zu viel Alkohol und Nikotin sowie bei Schlafmangel ist Kopfweh typisch. Außerdem können muskuläre Verspannungen, vor allem im Nackenbereich, Auslöser von unangenehmen Kopfschmerzen sein.

Symptome

Kopfweh kann pochende, ziehende, stechende, dröhnende, bohrende oder dumpfe Schmerzen bereiten. Diese befinden sich entweder im gesamten Kopfbereich oder auch nur an der Stirn, der Schläfe, am Hinterkopf sowie im Nackenbereich.

Heilpflanzen für Tee und Oxymel

Weidenrinde, Melisse, Pfefferminzöl äußerlich

Weidenrindentee: Die Rinde der Silberweide enthält eine Vorstufe der Acetylsalicylsäure, die als Schmerzmittel sehr wirkungsvoll ist. Trinken Sie zwei Tassen Tee pro Tag.

Teegrundrezept: Einen gehäuften Teelöffel geschnittene Weidenrinde (aus der Apotheke) mit 250 Millilitern Wasser langsam zum Kochen bringen und dann vom Herd nehmen. 5 Minuten ziehen lassen, abseihen.

»Katertee« nach Dr. Fischer – von Dr. Hartmut Dorstewitz publiziert (siehe Seite 149)

Oxymelrezept: Weidenrinden-Oxymel (siehe Seite 152)

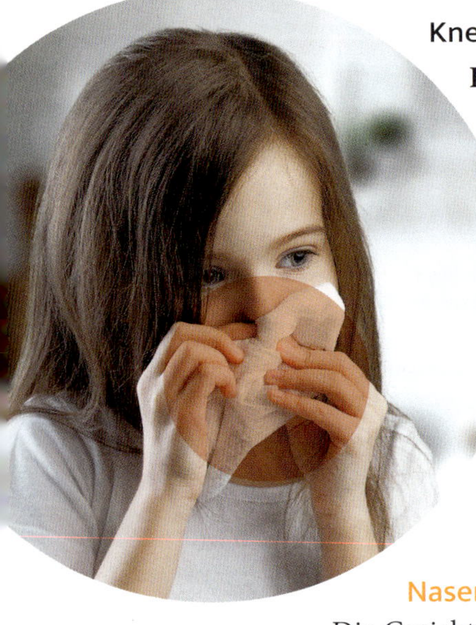

Kneipp

Heißes Tuch: Legen Sie sich ein Leinentuch in den Nacken, das mit möglichst heißem Wasser getränkt ist. Dies hilft vor allem gegen Spannungskopfschmerz.

Rotlicht: Bestrahlen Sie den Nacken mit einer Wärmelampe aus etwa 30 Zentimetern Abstand. Das lockert Verspannungen und lindert Schmerzen, die von der oberen Wirbelsäule herrühren.

Kälteanwendungen: Kalte Kompressen oder Eisbeutel, abwechselnd auf Nacken und Stirn aufgelegt, helfen in vielen Fällen, die Schmerzen zu lindern.

Nasennebenhöhlenentzündung (Sinusitis)

Die Gesichtsknochen im Bereich um Nase und Augen werden von kleinen Hohlräumen durchsetzt, den sogenannten Nasennebenhöhlen. Diese sind mit Schleimhaut ausgekleidet und mit Luft gefüllt. Außerdem stehen sie mit der Nase in Verbindung. Bei einer Entzündung im Nasen-Rachen-Raum infolge von grippalen Infekten, Erkältung oder Heuschnupfen schwillt die Schleimhaut in den Nasennebenhöhlen an und Krankheitserreger wandern aus dem Nasenraum dorthin – diese rufen eine Entzündung hervor.

Ursachen

In Folge eines Schnupfens kommt es schnell zu einer akuten Sinusitis. Durch die vermehrte Schleimbildung verschließen sich die kleinen Öffnungen zwischen Nebenhöhle und Nase. Das Sekret kann nicht mehr abfließen, und die entsprechende Nebenhöhle entzündet sich.

Bei einer chronischen Nasennebenhöhlenentzündung finden sich meistens Veränderungen, die eine ausreichende Belüftung der Nase verhindern. Auslöser sind dabei oft allergische Schwellungen und Entzündungen, aber auch anatomisch bedingte Ursachen wie etwa eine verkrümmte Nasenscheidewand oder zu enge Nebenhöhlenöffnungen. Nasenpolypen sind für die sogenannte polypöse Sinusitis verantwortlich. Bei immer wiederkehrenden Entzündungen der Nebenhöhlen sollte man bei Verdacht auf eine chronische Sinusitis in jedem Fall den HNO-Arzt konsultieren.

Symptome

Charakteristisch für eine Sinusitis ist ein Schnupfen, der länger als 2 Wochen andauert. Meist geht diesem ein Infekt der oberen Luftwege voraus. Typisch ist auch eine behinderte Nasenatmung, welche die erkrankte Person dazu zwingt, durch den Mund einzuatmen.

Heilpflanzen für Tee und Oxymel

Primelwurzel, Königskerzenblüten, Meerrettich

Teegrundrezept: Mischen Sie Primelwurzel und Königskerzenblüten zu gleichen Teilen in einer gut verschließbaren Dose. Zwei Teelöffel der Kräuter mit ¼ Liter kochendem Wasser übergießen, 8 bis 10 Minuten ziehen lassen, dann abseihen. Bei zähem Schleim drei Tassen täglich trinken, eventuell mit etwas Honig süßen.

Oxymelrezept: Meerrettich-Oxymel (siehe Seite 152)

Kneipp

Heilerdeumschlag: Aus entzündungshemmend und entgiftend wirkender Heilerde und warmem Wasser rühren Sie einen sämigen Brei. Bestreichen Sie die Mitte eines Stofftaschentuchs dick damit. Die freien Ränder darüber schlagen und als Kompresse auf die Nasenwurzel oder auf schmerzende Stellen legen.

Salzinhalation: Lösen Sie zwei Esslöffel Salz in 1 Liter heißem Wasser auf und atmen Sie den Soledampf über die Nase ein. Bei Bedarf wiederholen.

Ohrenentzündung

Ursachen

Hierbei handelt es sich fast immer um eine Entzündung des Mittelohres, die durch Krankheitserreger wie Viren oder Bakterien ausgelöst wird und der häufig Infekte des Nasen-Rachen-Raumes vorausgegangen sind. In selteneren Fällen kann auch eine Entzündung des äußeren Ohres und des Gehörgangs vorliegen, verursacht beispielsweise durch Schwimmen oder durch Manipulation und unsachgemäße Reinigung des Gehörgangs.

Symptome

Pulsierende Ohrenschmerzen, eine Art Völlegefühl im Ohr, Ohrgeräusche wie Brausen, Klingeln oder Gluckern sind Anzeichen einer Mittelohrentzündung. Nach 2 bis 3 Tagen kommt es dann zur Absonderung von schleimigem oder eitrigem Sekret durch ein Loch im Trommelfell. Häufig tritt Fieber als Begleiterscheinung auf.

Heilpflanzen für Tinkturen und Oxymel

Zwiebel, Senf

Oxymelrezept: Propolis-Oxymel-Tinktur (siehe Seite 152)

Kneipp

Zwiebelsäckchen: Zwiebeln enthalten antientzündliche und abschwellende Wirkstoffe und tragen auf diese Weise zur Schmerzlinderung bei. Hacken Sie zwei kleine Zwiebeln und füllen Sie diese in ein Stoffsäckchen (einen dünnen Waschlappen oder ein gefaltetes Taschentuch), das Sie über Wasserdampf kurz erwärmen. Quetschen Sie die Zwiebeln, bis sich das Säckchen mit Saft vollgesaugt hat. Auf das erkrankte Ohr legen und mit einem Wollschal umwickeln. Diese Prozedur können Sie dreimal täglich ½ Stunde lang durchführen.

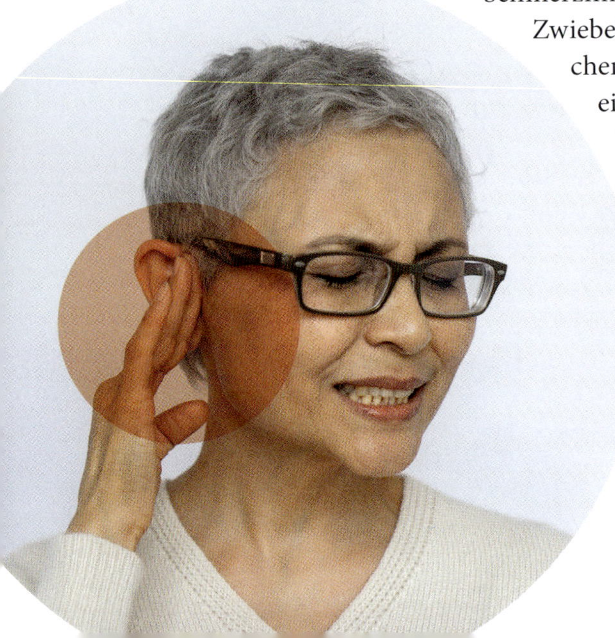

Senfmehlumschlag: Verrühren Sie drei Esslöffel frisches Senfmehl mit warmem Wasser zu einem dünnen

Brei. Diesen auf ein Tuch streichen, das Sie etwa 5–8 Minuten hinter das entzündete Ohr legen.

Schnupfen

Ursachen

Schnupfen wird durch die zahllosen Schnupfenviren ausgelöst, die durch Tröpfcheninfektion über die Atemwege in den Organismus gelangen. Meist handelt es sich um einen harmlosen Infekt, der nach kurzer Zeit von selbst wieder abklingt. Schnupfen kann auch Symptom einer Allergie sein. Beim sogenannten Heuschnupfen wird die Reaktion durch Pollen von Gräsern, Sträuchern, Bäumen und Blüten ausgelöst.

Symptome

Schnupfen zeigt sich typischerweise durch eine laufende Nase, häufiges Niesen und geschwollene Schleimhäute. Oft ist die Nase auch verstopft und die Nasenatmung dadurch behindert. Es kann auch zu Juckreiz in der Nase und Kratzen im Hals kommen. Als Begleitsymptom tritt nicht selten Fieber auf.

Heilpflanzen für Tee und Oxymel

Thymian, Kamille, Salbei

Teegrundrezept: Diese Mischung hilft bei akuten Reizungen der oberen Atemwege. Übergießen Sie zwei Teelöffel von jedem Kraut mit ¼ Liter kochendem Wasser. Etwa 10 Minuten ziehen lassen, dann abseihen. Trinken Sie täglich mindestens drei Tassen dieses Kräutertees möglichst heiß in kleinen Schlucken.

Standardzulassung Erkältungstee nach Dr. Hartmut Dorstewitz (siehe Seite 147)

Oxymelrezept: Kamillen-Oxymel (siehe Seite 153)

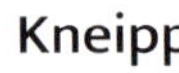

Kneipp

Kamilleninhalation: Geben Sie eine Handvoll Kamillenblüten in einen Topf mit 1 Liter heißem Wasser und lassen Sie den Sud etwas ziehen. Mit einem Handtuch über dem Kopf möglichst nah an den Topf gehen und tief durch Mund und Nase ein- und wieder ausatmen.

Salznasenspülung: Nehmen Sie lauwarmes Wasser mit etwas Meersalz verrührt in die hohle Hand und saugen Sie die Lösung in beide Nasenlöcher ein. Dann wieder aus der Nase herauslaufen lassen. Diesen Vorgang bis zu 5-mal täglich wiederholen.

Zahnfleischentzündung

Ursachen

Die häufigste Ursache für entzündetes Zahnfleisch sind bakterielle Zahnbeläge (Plaque). Durch die Stoffwechselprodukte der Bakterien im Mund kann sich das Zahnfleisch entzünden. Zahnbelag lässt sich durch richtiges Zähneputzen beseitigen, wodurch sich das Risiko für Entzündungen und Parodontitis verringern lässt.

Symptome

Eine Zahnfleischentzündung (Gingivitis) macht sich durch gerötetes oder geschwollenes Zahnfleisch und Zahnfleischbluten bemerkbar. Auch eine Parodontitis (entzündliche Erkrankung des Zahnhalteapparates) verursacht oft erst Probleme, wenn sie fortgeschritten ist. Außer gerötetem Zahnfleisch und Zahnfleischbluten können empfindliche und zunehmend sichtbare Zahnhälse, schmerzendes Zahnfleisch oder auch Mundgeruch Anzeichen für eine Parodontitis sein.

Heilpflanzen für Tee und Oxymel

Ratanhiawurzel, Kamille, Mädesüß

Teegrundrezept: Mädesüß enthält Salicylaldehyd und Salicylsäuremethylester. Beide Stoffe wirken schmerzlindernd. Gießen Sie zwei Teelöffel des getrockneten Mädesüßkrauts (aus der Apotheke) mit ¼ Liter heißem Wasser auf. Nach 10 Minuten abseihen. Trinken Sie täglich zwei bis drei Tassen ungesüßt.
Oxymelrezept: Mädesüß-Oxymel (siehe Seite 153)

Kneipp

Ratanhiawurzel: Diese Tinktur gibt es in der Apotheke als Fertigpräparat. Sie wirkt entzündungshemmend und schützt das Zahnfleisch. Tragen Sie die Tinktur mit einem Wattestäbchen mehrmals täglich, am besten nach dem Essen, auf die entzündeten Stellen auf.
Kamillenölspülung: Spülen Sie den Mund mehrmals täglich mit verdünntem Kamillenöl. Versuchen Sie, die Flüssigkeit möglichst lange im Mund zu behalten. Danach ausspucken. Das Öl wirkt antiseptisch und unterstützt den Heilungsprozess.
Salzspülungen: Lösen Sie einen Teelöffel Meersalz in einer Tasse mit heißem Wasser auf und lassen Sie die Flüssigkeit abkühlen. Nochmals umrühren und dann Mund und Zahnfleisch gründlich spülen.
Apfelkur: Essen Sie jeden Tag einen Apfel und kauen Sie gut durch. Das aktiviert den Speichelfluss, die Apfelpektine wirken reinigend.

Brust und Lunge

Asthma bronchiale

Ursachen

Asthma wird sehr häufig durch Allergien ausgelöst, beispielsweise auf Hausstaubmilben, Gräserpollen, Schimmelpilze oder Tierhaare. Auch eine nicht richtig ausgeheilte Bronchitis kann zu Asthma bronchiale führen.

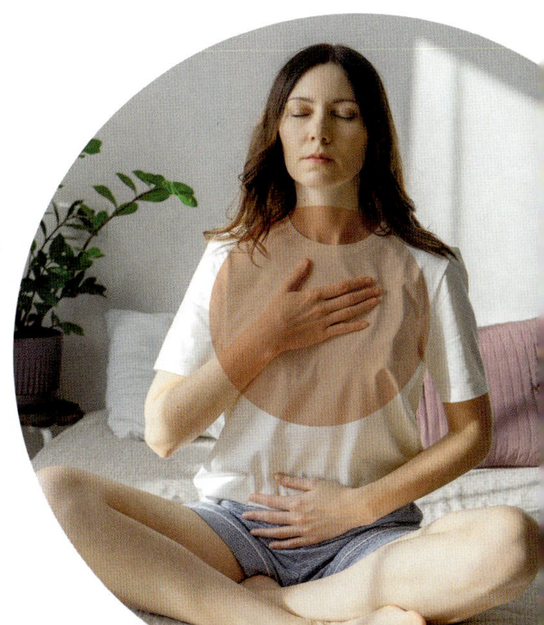

Symptome

Charakteristische Symptome eines Asthma bronchiale sind eine pfeifende Atmung sowie ein sogenanntes Giemen, das als quietschendes Atemgeräusch über dem Brustkorb zu hören ist. Typisch ist auch eine vermehrte Schleimansammlung in den Bronchien, die einen Hustenreiz hervorruft.

Lesen Sie bitte auch unter »Bronchitis« und »Husten«.

Heilpflanzen für Tee und Oxymel

Schwarzkümmel, Süßholzwurzel, Anis, Grüntee

Teegrundrezept: Dieser selbst hergestellte Tee entspannt die Atemwege und erleichtert das Abhusten von Schleim, der bei Reizungen entsteht. Zerkleinern und mischen Sie zwei Teelöffel Schwarzkümmel, der im Mörser aufgestoßen wurde, einen Teelöffel Süßholzwurzel und einen Teelöffel Anis gut. Mit 200 Millilitern heißem Wasser aufgießen, dann zugedeckt 10 Minuten ziehen lassen. 2- bis 3-mal täglich vor den Mahlzeiten eine Tasse trinken.

Grüner Tee: Er enthält in geringen Mengen Theophyllin. Das ist eine Substanz, die das Bronchialsystem erweitert und deshalb auch in der Asthmatherapie zum Einsatz kommt. Für grünen Tee gilt: bis zu 2 Minuten ziehen lassen – anregende Wirkung, mildes Aroma; 3 bis 8 Minuten ziehen lassen – weniger anregend, kräftigeres Aroma.

Standardzulassung Brusttee nach Dr. Hartmut Dorstewitz (siehe Seite 147)

Oxymelrezept: Anis-Süßholzwurzel-Oxymel (siehe Seite 153)

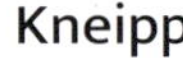

Kneipp

Ansteigende Armbäder mit den Zusätzen Thymian oder Fichtennadeln können Asthmaanfälle mildern.

Asthmaatemübung: Wölben Sie bei der »Rückenatmung« im Vierfüßlerstand während des Einatmens den Rücken wie

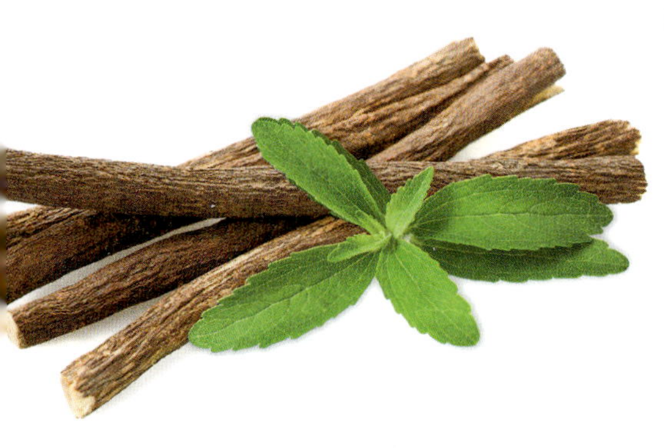

eine Katze, die einen Buckel macht. Halten Sie die Luft etwas an, dann ziehen Sie mit der Ausatmung das Rückgrat zum Boden hin ein und heben den Kopf. Die Übung ein paar Mal hintereinander durchführen. Danach in Rückenlage entspannen.

Bronchitis

Ursachen

Eine Bronchitis wird zumeist durch Krankheitserreger wie Viren oder Bakterien ausgelöst. Oft tritt die Entzündung der unteren Atemwege nach einem grippalen Infekt auf.

Symptome

Typisch ist ein hartnäckiger Husten, der anfangs trocken sein und später in Husten mit Verschleimung übergehen kann. Auch Fieber, Schnupfen, Kopf- und Gliederschmerzen sowie ein allgemeines Krankheitsgefühl können eine Bronchitis begleiten.

Lesen Sie bitte auch unter »Asthma bronchiale« und »Husten«.

Heilpflanzen für Tee und Oxymel

Thymian, Fenchelfrüchte, Spitzwegerich

Teegrundrezept: Mischen Sie 10 bis 25 Gramm Fenchelfrüchte (gestoßen) mit 25 bis 40 Gramm Spitzwegerichkraut und 10 bis 40 Gramm Thymiankraut. Einen Esslöffel der Teemischung mit ¼ Liter Wasser übergießen. 10 Minuten ziehen lassen, abseihen und schluckweise trinken.

Oxymelrezept: Thymian-Oxymel (siehe Seite 153)

Kneipp

Thymianinhalation: Dampfbäder mit Thymian helfen vor allem bei trockenem Reizhusten zu Beginn der Erkrankung. Bringen Sie 1 bis 2 Liter Wasser in einem Topf zum Kochen, geben Sie zwei Esslöffel

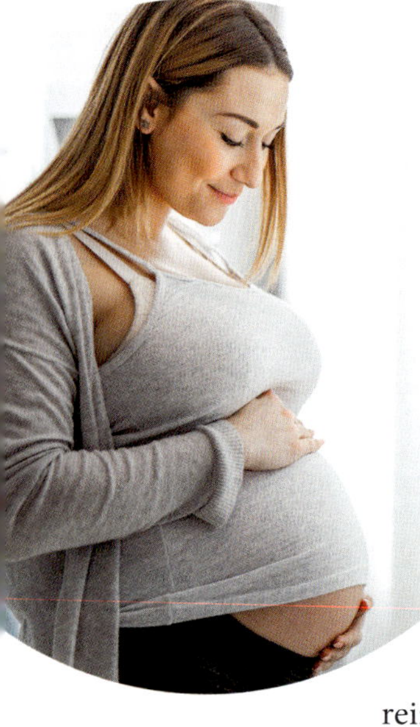

Thymiankräuter hinzu und lassen Sie den Sud 10 Minuten zugedeckt ziehen. Dann den Kopf mit einem großen Handtuch abgedeckt über das Gefäß beugen und die heißen Dämpfe 5 bis 10 Minuten lang über den Mund einatmen.

Zitronenwickel: Dieser Brustwickel hilft, die Verkrampfungen in den Bronchien zu lösen und den Husten zu mildern. Legen Sie ein in heißes Wasser mit Zitronensaft getränktes Leinentuch auf den Brustkorb, wickeln Sie ein Frottierhandtuch und dann noch ein Wolltuch darüber. 15 bis 30 Minuten einwirken lassen.

Brusteinreibung: Reiben Sie Rücken und Brust mit verdünntem Kampferöl ein. Mischen Sie dazu einige Tropfen Kampferöl mit Massageöl. Das lindert den Hustenreiz und erleichtert die Atmung.

Brustdrüsenreizung

Ursachen

Zu einer Brustdrüsenreizung kommt es fast ausschließlich während der Schwangerschaft und noch häufiger während der Stillzeit.

Symptome

Die Brust beginnt zu schmerzen. Es kommt zu Schwellung und Spannungsgefühl, außerdem zeigt sich oft eine deutliche Rötung.

Heilpflanzen für Tinkturen und Oxymel

Beinwell, Majoran, Bockshornklee, Kamille

Oxymelrezept: Majoran-Oxymel (siehe Seite 154)

Kneipp

Kräuterbrustauflage: Reizmildernd und beruhigend wirken Beinwell, Majoran, Bockshornklee oder Kamille. Sie können die Kräuter mischen oder auch einzeln anwenden. Kochen Sie 100 Gramm des zerkleinerten Krauts in 1 Liter Wasser auf und nehmen Sie dieses mit einem Schaumlöffel heraus. Eine sterile Kompresse in dem abgekühlten Sud tränken und auf die hochgebundene Brust legen.

Tiefgekühlter Lapacho-Tee: Entzündungshemmend und antibakteriell wirkt gefrorener Lapacho-Heiltee, dessen gesundheitliche Wirkung schon die alten Inkas kannten. Kochen Sie ½ Liter Wasser mit einem gestrichenen Esslöffel Lapacho-Tee ein paar Minuten lang. Anschließend etwa 15 Minuten im geschlossenen Topf ziehen lassen, abseihen und auskühlen lassen. In Eiswürfelbehälter abgefüllt ins Gefrierfach stellen. Reiben Sie die Brust mehrmals am Tag vorsichtig mit den Lapacho-Eiswürfeln ein.

Zwiebelumschlag: Pressen Sie einige Schalotten im Entsafter aus. Tränken Sie ein weiches, feuchtes Tuch mit dem Zwiebelsaft und legen Sie es auf die betroffenen Stellen.

Quarkauflage: Bestreichen Sie eine Kompresse mit frischem Quark aus dem Kühlschrank und legen Sie diese einige Minuten auf die Brust.

Husten

Ursachen

Husten tritt meist im Rahmen einer Erkältung auf und wird durch Krankheitserreger wie Viren oder Bakterien ausgelöst. Seltener sind Reizstoffe oder Fremdkörper in den Luftwegen die Ursache.

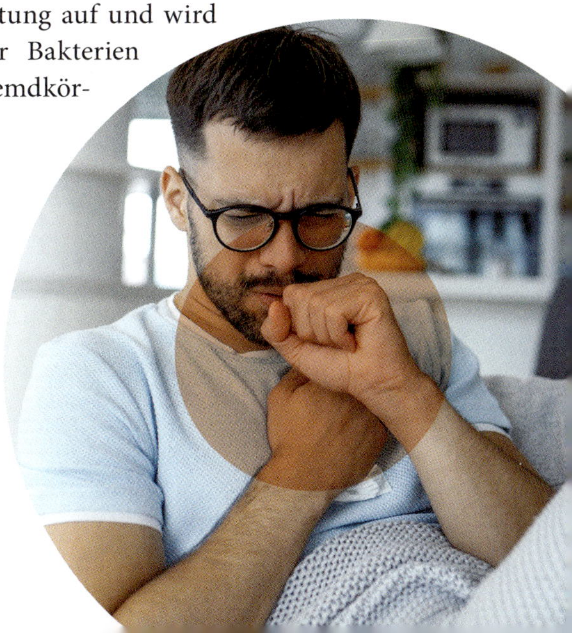

Symptome

Zu Beginn der Erkrankung zeigt sich häufig ein trockener Reizhusten, der später in einen Husten mit Schleimbildung übergehen kann. Oft wird der Husten von anderen Beschwerden wie Schnupfen oder Fieber begleitet.

Lesen Sie bitte auch unter »Bronchitis«.

Heilpflanzen für Tee und Oxymel

Eibischwurzel, Isländisch Moos, Spitzwegerich, Anis, Malve

Teegrundrezept I gegen Reizhusten: Mischen Sie 20 Gramm Anisfrüchte mit 25 Gramm Eibischwurzel und 10 Gramm Isländisch Moos. Ein Teelöffel davon mit einer Tasse (150 Milliliter) siedendem Wasser übergießen und zugedeckt etwa 10 Minuten ziehen lassen, dann abseihen. Diesen Tee mehrmals täglich frisch herstellen und je eine Tasse schluckweise trinken.

Teegrundrezept II gegen Reizhusten: Für die Zubereitung eines weiteren bewährten Hustentees mischen Sie 25 Gramm Melissenblätter, 15 Gramm Spitzwegerichblätter und 25 Gramm Malvenblüten. Einen gestrichenen Esslöffel der Mischung mit ¼ Liter heißem Wasser übergießen, zudecken und 10 Minuten ziehen lassen. Danach abseihen. Trinken Sie mehrmals täglich eine Tasse dieses Tees.

Standardzulassung Hustentee nach Dr. Hartmut Dorstewitz (siehe Seite 148)

Oxymelrezept: Spitzwegerich-Oxymel (siehe Seite 154)

Kneipp

Hustenbalsam: Er reinigt die Atemwege, löst den Schleim und erleichtert somit das Abhusten. Hustenbalsam können Sie fertig in der Apotheke kaufen oder teilweise auch selbst herstellen. Vermischen Sie dazu 40 Gramm Kampfersalbe aus der Apotheke mit 2 Gramm Eukalyptusöl. 2- oder 3-mal am Tag eine kleine Menge davon auf Brust und Rücken verreiben.

Kartoffelwickel: Dieser warme Brustwickel lindert den Hustenreiz. Geben Sie saubere, ungeschälte, gekochte Pellkartoffeln in ein längs gefaltetes Handtuch und zerdrücken Sie sie. Achten Sie darauf, dass die Kartoffelmasse nicht zu heiß ist. Auf die Brust legen und mit einem feuchten Leinentuch, einem Frottierhandtuch und einem Wolltuch umwickeln. Etwa 20 bis 30 Minuten liegen lassen.

Herz und Gefäße

Arteriosklerose

Ursachen

Im Rahmen des natürlichen Alterungsprozesses verlieren unsere Blutbahnen langsam ihre Elastizität, an den Innenwänden entstehen raue Stellen. Dort bleiben Blutplättchen, Fettmoleküle und Kalksalze hängen und bilden allmählich Ablagerungen. Diese »Plaques« verwandeln die ursprünglich dehnbaren Gefäße in starre Röhren und engen ihren Innenraum ein. Medizinerinnen und Mediziner nennen diesen Prozess Arteriosklerose, im Volksmund heißt er Arterienverkalkung.

Symptome

Die schleichenden Gefäßschäden bleiben meist über Jahrzehnte unbemerkt. Bei fortgeschrittener Einengung der Adern und verschlechterter Durchblutung können beispielsweise Kopfweh, Herzschmerzen, Druck- und Engegefühl in der Brust, Schwindel, Konzentrationsschwäche, Müdigkeit oder Schmerzen in den Beinen auftreten.

Lesen Sie bitte auch unter »Bluthochdruck«.

Heilpflanzen für Tinkturen und Oxymel

Artischocke, Knoblauch, Kurkuma

Artischockenextrakt: Präparate mit Artischockenextrakt aus der Apotheke oder dem Reformhaus helfen, die Elastizität der Blutbahnen zu bewahren. Einige Substanzen der distelähnlichen Pflanze, vor allem das Zynarin, fördern die Fettverdauung und bauen schädliche Cholesterinmoleküle ab. Nur eine langfristige Einnahme ist wirkungsvoll.

Knoblauch: *Allium sativum* – so der botanische Name – ist bekannt dafür, die Fließeigenschaften des Blutes zu verbessern. Zwei Inhaltsstoffe des Knoblauchs, die sekundären Pflanzenstoffe Allicin und Ajoen, haben eine hervorragende Wirkung auf die Gefäße. Sie senken den Blutdruck und verringern das schädliche LDL-Cholesterin. 300 Milligramm eines hochwertigen Knoblauchpräparates aus der Apotheke, täglich über lange Zeit eingenommen, beugen Arteriosklerose vor. Verwenden Sie außerdem viel frischen Knoblauch in der Küche.

Kurkuma: Die Gelbwurzel gehört zu den Ingwergewächsen. Man bezeichnet sie auch als gelben Ingwer oder Safranwurzel. Sie erhalten die Heilpflanze in gemahlener Form, immer öfter aber auch als frische Wurzel. Diese bewahrt die Arterien vor schädlichen Ablagerungen an den Gefäßwänden. Kurkuma ist in zahlreichen Gewürzmischungen und Currypulvern enthalten, die viele Speisen verfeinern und ihnen eine asiatische Geschmacksnote geben.

Oxymelrezept: Kurkuma-Oxymel (siehe Seite 154)

Kneipp

Wasseranwendungen nach Kneipp sind ein hervorragendes Gefäßtraining und fördern die Durchblutung.

- **Wechselduschen:** Hierbei wird der Blutkreislauf stimuliert. Brausen Sie sich etwa 2 Minuten heiß, dann 1 Minute kalt ab. Wiederholen Sie den Vorgang 3-mal hintereinander und hören Sie mit der kalten Anwendung auf.

- **Heiße und kalte Güsse:** Sie sind ein hervorragendes Gefäßtraining und sollten an Armen, Beinen und Rücken durchgeführt werden. Das warme Wasser muss etwa 40 Grad Celsius, das kalte 20 Grad Celsius betragen. Wichtig ist, dass der Körper nach der letzten kalten Anwendung kräftig abfrottiert wird. Anschließend entweder ruhen oder intensiv bewegen.

- **Wassertreten:** Eine Wanne oder ein kleines Bassin mit so viel Wasser füllen, dass es ungefähr Wadenhöhe erreicht. Die Wassertemperatur soll zwischen 12 und 18 Grad Celsius betragen. Nun im Storchenschritt im Bassin auf und ab marschieren. Bei jedem Schritt muss ein Bein vollständig aus dem Wasser gehoben werden. Etwa ½ bis maximal 1 Minute lang durchführen. Anschließend die Beine mit einem Handtuch nur leicht abtupfen, dicke warme Socken anziehen und einige Minuten lang auf und ab gehen.

- **Bürstenmassagen:** Sie fördern ebenfalls die Durchblutung. Sie sollten immer von den äußeren Extremitäten in Richtung Herz in Streifen oder in Kreisen durchgeführt werden.

Bluthochdruck

Ursachen

Bluthochdruck, auch Hypertonie genannt, hat zahlreiche Ursachen. Sehr viele von ihnen lassen sich mit einer bewussten Lebensführung wie Bewegung, Stressausgleich und gesunder Ernährung beseitigen. Die wichtigsten Risikofaktoren sind Übergewicht, Bewegungsmangel, Rauchen, Stress und Schlafmangel sowie Stoffwechselstörungen, beispielsweise Diabetes mellitus (Zuckerkrankheit). Auch eine erbliche Vorbelastung ist von Bedeutung. Durch diese negativen Einflüsse verlieren die Blutbahnen an Elastizität, und es bilden sich Ablagerungen an den Innenwänden. Der Blutdruck steigt, weil sich die zunehmend erstarrten Gefäßwände den wechselnden Druckverhältnissen nicht mehr so gut anpassen können.

Symptome

Erhöhter Blutdruck bereitet oft über Jahre keinerlei Beschwerden. Erst wenn er auf sehr hohe Werte steigt oder bereits Gefäßveränderungen stattgefunden haben, können Symptome wie Herzpochen, schneller Puls, Schwindel, Sehstörungen, Übelkeit, Kopfschmerzen und Atemnot auftreten.

Lesen Sie bitte auch unter »Arteriosklerose«.

Heilpflanzen für Tee, Tropfen und Oxymel

Mistel, Weißdorn

Mistelpräparate: Die Wirkstoffe dieser Pflanze, allen voran die Flavonoide, verringern die Spannung der Blutgefäßmuskulatur und erweitern die Herzkranzgefäße. Die Heilpflanze ist in zahlreichen Fertigpräparaten aus der Apotheke enthalten. Sie können sie aber auch als herzstärkende Teemischung zu sich nehmen.

Weißdorn: Diese Pflanze enthält herzwirksame Glykoside. Das Zusammenspiel ihrer gesamten Inhaltsstoffe fördert die Herzleistung und senkt die Pulsfrequenz. Weißdorn reguliert so indirekt den Blutdruck und hilft, Arterienverkalkung vorzubeugen. Fertigpräparate mit Weißdornextrakt gibt es in der Apotheke. Auch als Tee ist das Kraut sehr hilfreich und sogar bei Daueranwendung nebenwirkungsfrei. Etwas Sanddorn-Oxymel (siehe Seite 159) als natürliches Süßungsmittel verstärkt die heilsame Wirkung.

Teegrundrezept: Mischen Sie 25 Gramm Mistelkraut mit 15 Gramm Weißdornblättern und -blüten in einer verschließbaren Dose. Einen Teelöffel der Kräuter mit 150 Millilitern kochendem Wasser übergießen. 5 bis 8 Minuten ziehen lassen, dann abseihen. Trinken Sie morgens und abends je eine Tasse.

Oxymelrezept: Weißdornblüten-Oxymel (siehe Seite 154)

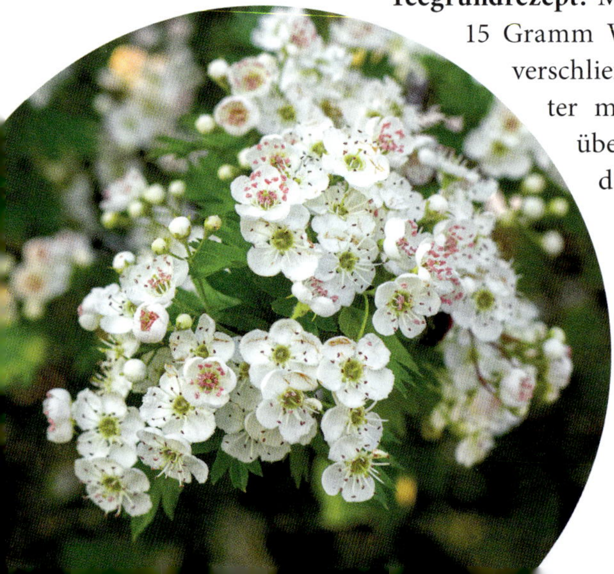

Kneipp

Ansteigendes Fußbad: Diese Wasseranwendung zusammen mit einem pflanzlichen Badezusatz wie Melisse hilft, erhöhten Blutdruck sanft zu senken. Bereiten Sie einen heißen Melissentee mit 1 Liter Wasser und vier Teelöffeln Melissenblättern zu. Diesen in die Fußbadewanne gießen. Mit kaltem Wasser auffüllen, bis das Bad eine Temperatur von 33 bis 35 Grad Celsius erreicht hat. Die Füße in die Wanne stellen und während der nächsten 20 Minuten langsam heißes Wasser zugeben, bis eine Temperatur von maximal 42 Grad Celsius erreicht ist. Danach die Füße gut abtrocknen, warme Socken anziehen und etwas ruhen.

Entspannungsmassage: Eine Massage mit beruhigenden Ölen lässt Sie zu innerem Ausgleich finden. Geeignet sind Lavendel, Melisse, Neroli und auch Ylang-Ylang.

Entspannungsbad: Auch Aromabäder in nicht zu heißem Wasser bei ruhiger Musik bringen Sie zur Ruhe. Setzen Sie einem neutralen Badeöl ein paar Tropfen der oben genannten Öle zu und rühren Sie es gut um. Baden Sie nicht zu lange, ideal sind 15 bis 25 Minuten.

Niedriger Blutdruck

Ursachen

Betroffen sind von der Hypotonie – so der medizinische Fachbegriff – vor allem junge, sehr schlanke Frauen. Dem niedrigen Blutdruck liegt eine gewisse Anpassungsstörung des Kreislaufs zugrunde, der sich nicht rasch genug auf die jeweiligen Anforderungen des Körpers einzustellen vermag.

Symptome

Die Hypotonie kann zu Beeinträchtigungen des Allgemeinbefindens führen. Das Aufstehen am Morgen fällt schwer, es können Kon-

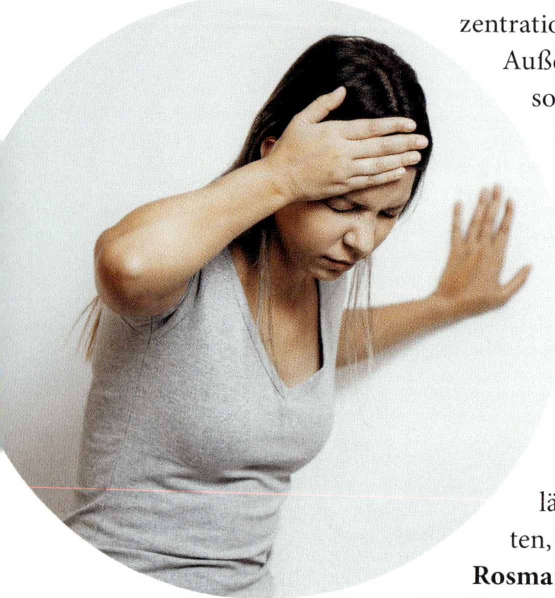

zentrationsprobleme und Müdigkeit am Tag auftreten. Außerdem sind Frösteln, kalte Hände und Füße sowie plötzlicher Schwindel, Schwarzwerden vor den Augen und Ohrensausen weitere Symptome.

Heilpflanzen für Tinkturen und Oxymel

Weißdorn, Rosmarin

Weißdornextrakt: Seine Wirkstoffe steigern die Durchblutung der Herzkranzgefäße und des Herzmuskels. Im Extrakt sind die Blüten, Blätter und Beerenfrüchte enthalten. Fertigpräparate, die über einen längeren Zeitraum eingenommen werden sollten, bekommen Sie in der Apotheke.

Rosmarinextrakt: Dieses alte Hausmittel belebt den Kreislauf und reguliert den Blutdruck. Sehr beliebt ist Rosmarinwein, den Sie fertig kaufen können. Aktivierend wirkt außerdem ein Rosmarinbad, das man jedoch nie am Abend genießen sollte, weil es Schlafstörungen verursachen kann. Im Handel gibt es zahlreiche Badezusätze mit Rosmarin.

Oxymelrezept: Rosmarin-Oxymel (siehe Seite 154)

Kneipp

Wassermassageprogramm für jeden Tag: morgens 5 Minuten Trockenbürsten (mit einer Massagebürste oder einem Luffa-Handschuh), immer von außen in Richtung Herz in Streifen oder Kreisen. Danach Duschen, 1 Minute lang heiß, 1 Minute lang kalt. 3- bis 4-mal hintereinander durchführen, mit kaltem Wasser aufhören.

Kreislaufgymnastik

- **Übungen vor dem Aufstehen:** Hypotoniker, die morgens zu schnell aufstehen, leiden oft unter Schwindel. Bleiben Sie deshalb nach dem Klingeln des Weckers noch einige Minuten liegen, strecken und dehnen Sie sich wie eine Katze; heben Sie die Beine an, dann wieder ablegen. Armkreisen, den Kopf leicht heben und wieder auf das Kissen zurücklegen. Erst jetzt an den Bettrand setzen und nach 1 Minute aufstehen.

- **Übungen für den Blutdruck:** Machen Sie außerdem täglich mindestens 10 Minuten lang Bewegungen, die den Kreislauf in Schwung bringen: Auf dem Rücken liegend die Beine zur Kerze anheben und verharren, dann in der Luft Rad fahren. Anschließend die Füße auf und ab bewegen. Alles mehrmals hintereinander wiederholen.

Venenprobleme

Ursachen

Venenprobleme sind sehr verbreitet. Frauen zählen häufiger zu den Betroffenen als Männer. Die Ursachen liegen zu einem großen Teil in den veränderten Lebensgewohnheiten mit zu viel Sitzen und wenig ausgleichender Bewegung wie Spazierengehen oder Gymnastik. Die Neigung zu Krampfadern ist aber auch erblich bedingt. Dahinter verbirgt sich eine angeborene Bindegewebsschwäche, die sich ungünstig auf die Elastizität der Haut und der Gefäße auswirkt. Vor allem die Wandspannung der Venen wird dadurch herabgesetzt, was zur Folge hat, dass diese aufgedehnt werden. In den erweiterten Venen können die Venenklappen ihre Ventilfunktion dann nicht mehr optimal gewährleisten – nämlich, das Blut daran zu hindern, entgegen der normalen Richtung zum Herzen hin zu fließen. Das Blut staut sich in den Venen – Krampfadern sind die Folge. Bei Frauen können Krampfadern aufgrund der veränderten Hormoneinflüsse in der Schwangerschaft erstmals auftreten oder – wenn sie schon vorhanden waren – auch verstärkt werden. Die weiblichen Sexualhormone haben einen hemmenden Effekt auf die

Muskulatur, und so auch auf die Muskeln, die in den Wänden von Venen und Arterien für die nötige Gefäßspannung sorgen. Aber auch das gelockerte Bindegewebe trägt in der Schwangerschaft zu einer verstärkten Venenschwäche bei.

Symptome

Krampfadern können sehr vielgestaltig sein, von mehr oder weniger auffälligen Besenreisern bis hin zu großen, erweiterten und gekrümmten Adern, die als blaue oder rötliche Bahnen unter der Haut hervortreten. Bei milderer Ausprägung verursachen Krampfadern meist keine Beschwerden.

Heilpflanzen für Tinkturen und Oxymel

Rosskastanie, Mäusedorn

Rosskastanienextrakt dichtet die Gefäßwände ab, sodass weniger Flüssigkeit ins Gewebe eintreten kann. Des Weiteren erhöht die Rosskastanie die Spannkraft der Venen. Sie hat außerdem eine leicht durchblutungsfördernde sowie entzündungshemmende Wirkung.

Präparate mit Rosskastanie gibt es zur äußerlichen Anwendung als Gel oder Salbe, aber auch zur Einnahme in Form von Dragees oder Kapseln.

Mäusedorn wirkt ebenfalls gefäßabdichtend und entzündungshemmend. Mäusedornextrakt eignet sich genauso wie Rosskastanienextrakt als Wickelzusatz für einen Waden- oder Beinwickel.

Oxymelrezept: Rosskastanien-Oxymel-Salbe (siehe Seite 155)

Kneipp

Rosskastanienwickel: Ein bis zwei Esslöffel Rosskastanienmehl – aus der Apotheke – mit kaltem Wasser anrühren, auf das innere Leintuch geben und um das Bein wickeln. Baumwoll- und Wolltuch darüber schlagen, etwa 10 bis 15 Minuten im Liegen einwirken lassen, dann abnehmen.

Wechseldusche: Morgens am besten sofort nach dem Aufstehen zuerst 2 Minuten warm, dann ½ Minute kalt duschen. Mindestens 3-mal wiederholen. Zum Abschluss noch einmal etwa ½ Minute lang unter kaltem Wasser bleiben. Vorsicht: darauf achten, dass der Wasserstrahl nicht zu hart auf die Krampfadern auftrifft.

Beinguss: Diese Wasseranwendung trainiert ebenfalls die Venen und verbessert ihre Elastizität. Schrauben Sie einen Gießschlauch an Ihre Duscharmatur – zur Not tut es auch eine große Gießkanne. Stellen Sie die Wassertemperatur auf circa 16 Grad Celsius ein (falls kein Thermostat an der Armatur ist, mit einem Thermometer die Wassertemperatur prüfen). Den Wasserstrahl von der Außenseite des rechten Fußes hoch bis zur Hüfte führen. Kurz verweilen, dann an der Schenkelinnenseite wieder zum Fuß hinab fahren. Den Vorgang am linken Bein wiederholen. Beim Wechselguss die gleiche Prozedur zuerst mit etwa 40 Grad Celsius warmem Wasser, dann kalt, dann wieder warm durchführen. Abschließend noch einmal auf kalt wechseln.

Magen und Darm

Appetitlosigkeit

Ursachen

Die Ursachen für Appetitlosigkeit sind vielfältig. Manchmal verbergen sich Störungen im Verdauungstrakt wie zum Beispiel eine Magenschleimhautentzündung, eine Darmreizung oder eine Erkrankung der Leber dahinter. Aber auch chronische Infekte und seelische Probleme wie Stress, Überlastung, Konflikte und depressive Verstimmungen ziehen nicht selten mangelnden Appetit nach sich. Bei Teenagern in und nach der Pubertät – zumeist Mädchen – kann sich hinter Appetitlosigkeit eine Essstörung wie eine Anorexia nervosa (Magersucht) verbergen.

Symptome

Es besteht entweder kein Verlangen nach Essen oder sogar eine Abneigung gegen bestimmte Nahrungsmittel. Länger anhaltende Appetitlosigkeit geht häufig mit Gewichtsverlust, Blässe und allgemeiner Schwäche einher.

Heilpflanzen für Tee und Oxymel

Tausendgüldenkraut, Enzian, Schafgarbe, Wermut, Ingwer, Zimt

Teegrundrezept: Eine Zusammenstellung verschiedener Bitterpflanzen und anderer Heilkräuter kann die Lust auf Essen anregen. Mischen Sie 25 Gramm Tausendgüldenkraut, 25 Gramm Enzianwurzel, 15 Gramm Wermutkraut und 20 Gramm Schafgarbenkraut in einer gut verschließbaren Dose. Einen Teelöffel davon mit einer Tasse heißem Wasser übergießen und einige Minuten ziehen lassen. Trinken Sie eine Tasse 30 Minuten vor jeder Mahlzeit.

Frische Küchenkräuter: Würzen Sie Ihre Speisen mit Küchenkräutern, die appetitanregend wirken. Dazu zählen Wildkräuter wie Löwenzahn, aber auch Basilikum, Schnittlauch, Petersilie, Kurkuma, Koriander und Kardamom.

Ingwer und Zimt: In den asiatischen Gesundheitslehren haben beide Gewürze einen hohen Stellenwert, um die Verdauung zu regulieren und den Appetit anzuregen. Ingwer eignet sich zum Verfeinern von Fisch- und Fleischgerichten, Zimt passt gut zu Süßspeisen. Sie können aber auch einen Ingwer-Zimt-Tee zubereiten. Übergießen Sie dazu zwei bis drei frische Ingwerscheiben und drei bis vier kleine Stücke einer Zimtstange mit ¼ Liter siedendem Wasser. Trinken Sie zwei bis drei Tassen am Tag.

Standardzulassung Magentee nach Dr. Hartmut Dorstewitz (siehe Seite 148)

Oxymelrezept: Ingwer-Zimt-Oxymel (siehe Seite 155)

Kneipp

Wechselduschen: Gleich morgens nach dem Aufstehen abwechselnd warm und kalt duschen. Das bringt den Kreislauf in Schwung, stärkt die Abwehrkräfte und macht hungrig aufs Frühstück.

Bauchschmerzen

Ursachen

Schmerzen im Ober- oder Unterbauch können vielfältige Ursachen haben, angefangen bei Reizdarm und Reizmagen über Magengeschwüre, Gallenkoliken, Nierenkoliken, Harnwegsinfekte, Menstruationsprobleme, Erkrankungen der weiblichen Geschlechtsorgane bis hin zu einer Blinddarmentzündung oder einer Magen-Darm-Infektion. Zumeist verbirgt sich jedoch eine harmlose, vorübergehende Verdauungsstörung dahinter, beispielsweise durch den Verzehr zu fetter, zu süßer oder stark blähender Speisen. Bauchschmerzen können auch seelische Ursachen haben und Ausdruck von Überlastung und Aufregung sein. So haben Kinder und Jugendliche bei Schulproblemen, Prüfungsangst oder auch familiären Konflikten häufiger mit sogenannten Nabelkoliken zu tun.

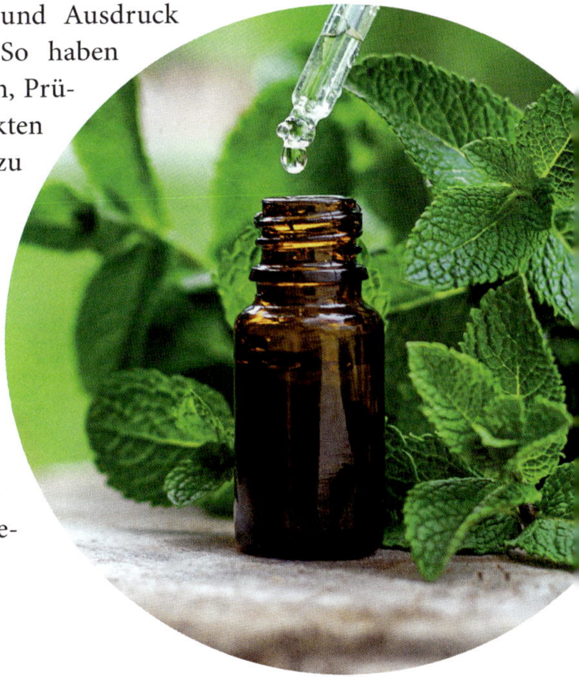

Symptome

Die Schmerzsymptome sind sehr vielgestaltig und reichen von dumpfen Schmerzen über krampfartige Beschwerden bis hin zu einem stechenden oder ziehenden Schmerz im Ober- oder Unterbauch. Die Beschwerden können von anderen Symptomen wie Blähungen, Gurgelgeräuschen, Fieber oder Blässe begleitet sein.

Lesen Sie bitte auch unter »Blähungen«.

Heilpflanzen für Tee und Oxymel

Süßholzwurzel, Pfefferminze, Fenchel, Kamille

Teegrundrezept (schmerzlindernde Teemischung): Mischen Sie je 25 Gramm zerkleinerte Süßholzwurzel, Pfefferminzblätter, Fenchelsamen und Kamillenblüten in einer Dose. Einen Teeaufguss aus einem Teelöffel der Kräuter mit einer Tasse heißem Wasser machen und 10 Minuten ziehen lassen. Nach jeder Mahlzeit eine Tasse trinken.

Standardzulassung Magen- und Darmtee nach Dr. Hartmut Dorstewitz (siehe Seite 148)

Oxymelrezept: Pfefferminz-Oxymel (siehe Seite 155)

Kneipp

Bauchwickel: Tränken Sie ein Leinentuch mit lauwarmem Kamillentee. Leicht ausdrücken und auf den Bauch legen. Mit einem trockenen, warmen Baumwoll- und einem Wolltuch umwickeln. Ungefähr 15 Minuten aufliegen lassen, dann abnehmen. Eine Wärmflasche verstärkt die Wirkung.

Heublumensäckchen: Ein warmes Heublumensäckchen fördert die Durchblutung der Bauchorgane, entspannt sie und wirkt damit Schmerzen entgegen. Solche Säckchen gibt es beispielsweise im Kräuterladen fertig zu kaufen.

Bauchmassagen: Mischen Sie ein Basisöl wie zum Beispiel süßes Mandelöl mit ein paar Tropfen ätherischem Öl und massieren Sie den Bauch in sanft kreisenden Bewegungen. Entkrampfend und entspannend wirken Fenchel, Anis, Kamille und Lavendel.

Blähungen

Ursachen

Blähungen sind die Folge vermehrter Gasbildung im Darm, zumeist aufgrund unvollständiger Verdauungsprozesse. So können schwer verdauliche Speisen wie Hülsenfrüchte oder Kohl zu Blähungen führen. Aber auch Medikamente, Genussmittel sowie verschiedene Magen-Darm-Störungen wie zum Beispiel Reizdarm können Blähungen verursachen. Sehr häufig zeigt sich das Symptom auch im Gefolge einer Verstopfung – medizinisch Obstipation genannt. Bei Kindern treten Blähungen vor allem in den ersten 3 Lebensmonaten auf, weshalb sie auch »Dreimonatskoliken« genannt werden.

Symptome

Typisch sind Völlegefühl, Bauchschmerzen sowie ein gespannter Bauch. Die Blähungen können sich auch durch den Abgang von Winden zeigen.

Heilpflanzen für Tee und Oxymel

Kümmel, Fenchel, Anis, Kamille, Melisse

Teegrundrezept: Mischen Sie 25 Gramm gestoßene Kümmelfrüchte und je 20 Gramm gestoßene Fenchelfrüchte, Anisfrüchte, Kamillenblüten und Melissenblätter in einer gut verschließbaren Dose. Einen Teelöffel davon mit einer Tasse heißem Wasser übergießen und einige Minuten ziehen lassen. Trinken Sie bei Bedarf oder mehrmals zwischen den Mahlzeiten eine Tasse.

Standardzulassung Magen- und Darmtee nach Dr. Hartmut Dorstewitz (siehe Seite 148)

Oxymelrezept: Kümmel-Oxymel (siehe Seite 155)

Kneipp

Wärmflasche: Füllen Sie eine Wärmflasche zur Hälfte mit heißem Wasser und umwickeln Sie diese mit einem leicht feuchten Tuch. Der Länge nach auf den Bauch legen und gut zugedeckt etwa 30 Minuten ruhen. Das entkrampft den Darm und lindert schmerzhafte Blähungen.

Bauchmassage: Massieren Sie den Bauch in kreisenden Bewegungen, und zwar immer im Uhrzeigersinn. Sie können auch ein Aromaöl dazu verwenden, beispielsweise Jojobaöl, dem ein paar Tropfen ätherischen Kümmelöls beigemischt sind.

Erbrechen

Ursachen

Erbrechen ist häufig die Folge eines Magen-Darm-Infektes durch Krankheitserreger oder durch Reizung, wenn verdorbene Speisen verzehrt wurden. Auch Nahrungsmittelunverträglichkeiten können eine Ursache sein. Darüber hinaus sind Stress, Überlastung und eine unausgewogene Ernährungsweise Auslöser. Typisch ist auch Erbrechen als Folge einer Reisekrankheit.

Symptome

Häufig besteht zunächst Übelkeit, darauf folgt das Erbrechen von Mageninhalt.

Heilpflanzen für Tee und Oxymel

Kamille, Pfefferminze, Melisse, Fenchel

Teegrundrezept: Zur Beruhigung der gereizten Magenschleimhaut und Verminderung von Übelkeit mischen Sie je 20 Gramm Kamillenblüten, Melissen- und Pfefferminzblätter. Einen gehäuften Teelöffel der Mischung mit 150 Millilitern siedendem Wasser übergießen, 10 Minuten ziehen lassen, abseihen. Trinken Sie mehrmals am Tag eine Tasse des frisch zubereiteten Tees.

Fenchelsamen: Einen Teelöffel zerdrückte Fenchelfrüchte und ¼ Liter Wasser aufkochen und 10 Minuten ziehen lassen, dann abseihen. Das ätherische Öl beruhigt die Magenschleimhaut.

Oxymelrezept: Fenchel-Oxymel (siehe Seite 155)

Kneipp

Warmer Kamillenwickel: Dadurch breitet sich eine angenehme Wärme im Bauch aus, Beschwerden wie Übelkeit und Erbrechen werden gemildert, da sich der Magen beruhigt. Tauchen Sie ein in Längsrichtung gefaltetes Leinentuch in warmen Kamillentee und legen Sie es auf den Bauch. Darüber breiten Sie ein Baumwolltuch aus und befestigen es mit einem Wollschal. Um die Wirkung zu steigern, können Sie noch eine Wärmflasche auflegen. Lassen Sie den Wickel ungefähr 15 Minuten einwirken.

Sodbrennen

Ursachen

Sodbrennen entsteht durch den Rückfluss von saurem Magensaft aus dem Magen in die Speiseröhre. In der medizinischen Fachsprache wird dieses Phänomen Reflux genannt. Ursache ist sehr oft eine unausgewogene Ernährungsweise mit zu reichlichem und zu schwerem Essen, das vom Magen nur durch Ausschüttung großer Mengen an Magensäure zu bewältigen ist. Doch auch Stress, eine angeborene Überfunktion der säureproduzierenden Drüsen in den Magenwänden oder eine Funktionsstörung (Insuffizienz) des Schließmuskels am Übergang von der Speiseröhre zum Magen können Sodbrennen auslösen.

Symptome

Die Betroffenen spüren einen brennenden Schmerz hinter dem Brustbein. Unangenehm ist das saure Aufstoßen, vor allem nach deftigem, schwerem Essen. Mitunter kommt es auch zu Völlegefühl und Übelkeit.

Heilpflanzen für Tee und Oxymel

Enzian, Liebstöckel

Teegrundrezept: Enzian mäßigt die Säureproduktion der Magenwände. Auch Heilerde bindet überschüssige Säure und besänftigt den Magen. Erhitzen Sie einen Teelöffel Enzianwurzel mit ¼ Liter Wasser. Einige Minuten kochen lassen, dann abseihen. Trinken Sie den Tee 2-mal täglich mit einem halben Teelöffel Heilerde vermischt.

Oxymelrezept: Liebstöckel-Oxymel (siehe Seite 156)

Kneipp

Die Kräutertherapie nach Pfarrer Kneipp empfiehlt bei Sodbrennen Liebstöckel als Küchenkraut für Gemüse und Eintöpfe oder in Form von Tee. Kochen Sie zwei gestrichene Teelöffel des Krauts mit ¼ Liter Wasser auf und seihen Sie die Blätter gleich danach ab. Zwei Tassen am Tag sind ausreichend.

Verstopfung

Ursachen

Verstopfung heißt in der medizinischen Fachsprache Obstipation. Die Ursachen für diese Verdauungsstörung sind vielfältig und nur selten auf krankhafte Veränderungen im Darm zurückzuführen. Sehr viel häufiger entsteht eine Verstopfung aufgrund seelischer Faktoren, falscher Lebens- und Ernährungsgewohnheiten sowie durch Einnahme bestimmter Medikamente. Frauen sind häufiger von Obstipation betroffen als Männer, was mit hormonellen Einflüssen zusammenhängt. In der Schwangerschaft kommt Verstopfung sehr oft vor.

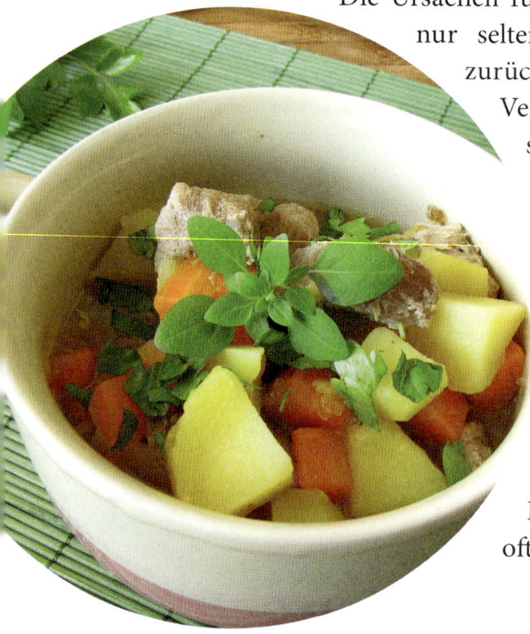

Symptome

Typische Symptome sind eine seltene und unregelmäßige Darmentleerung, Völlegefühl, Blähungen und Bauchschmerzen. Der Stuhl ist oft hart und trocken.

Heilpflanzen für Oxymel

Weizenkleie, Flohsamenschalen, Leinsamen, Sauerkrautsaft

Weizenkleie und Leinsamen: Kleie aus Hafer oder Weizen, die vor der Einnahme mit etwas Wasser zum Quellen gebracht wird, regt durch ihren hohen Ballaststoffanteil die Verdauung auf natürliche Weise an. Ebenso hilft geschroteter Leinsamen einem trägen Darm auf die Sprünge. Verzehren Sie beides am besten zusammen mit Milchprodukten wie Joghurt, Sauermilch oder Kefir.

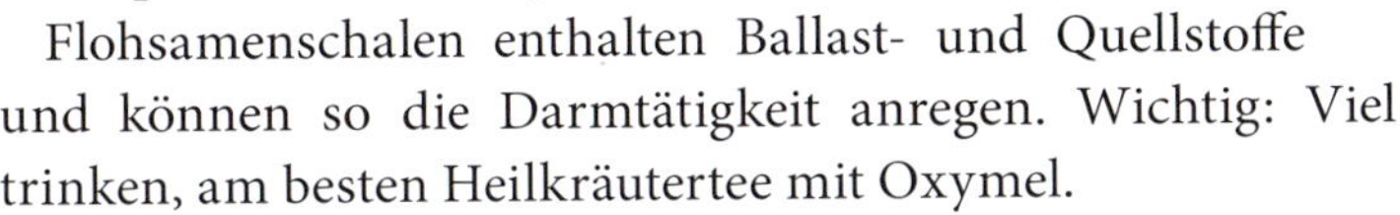

Flohsamenschalen enthalten Ballast- und Quellstoffe und können so die Darmtätigkeit anregen. Wichtig: Viel trinken, am besten Heilkräutertee mit Oxymel.

Sauerkrautsaft: Sauerkraut ist durch seine milchsaure Gärung von großem Nutzen für die Darmgesundheit. Trinken Sie morgens vor dem Frühstück ein kleines Glas Sauerkrautsaft.

Oxymelrezept: Leinsamen-Oxymel (siehe Seite 156)

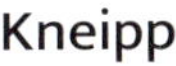

Kneipp

Sanfte Bauchmassage: Legen Sie die linke über die rechte Hand und massieren Sie die Bauchdecke mit sanftem Druck durch kreisförmige Bewegungen.

Leber und Galle

Gallenprobleme

Ursachen

Eine der Hauptaufgaben der Galle ist die Fettverdauung. Hierzu wird von der Leber Gallenflüssigkeit produziert, die in der Gallenblase gespeichert und über die Gallenwege zum Darm transportiert werden kann. Ist die Zusammensetzung der Galle gestört, kann es zu Erkrankungen wie Gallensteinen kommen.

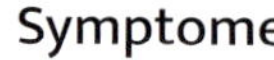

Symptome

Zeichen einer Gallenerkrankung sind Schmerzen im rechten Oberbauch, Übelkeit und Erbrechen.

Heilpflanzen für Tee und Oxymel

Schafgarbe, Löwenzahn, Pfefferminze

Teegrundrezept: Mischen Sie 30 Gramm Pfefferminzblätter, 30 Gramm Löwenzahnkraut und 20 Gramm Schafgarbenkraut. Einen Teelöffel der Mischung mit 150 Millilitern siedendem Wasser übergießen, circa 10 Minuten ziehen lassen. Zwei bis drei Tassen am Tag trinken.

Standardzulassung Gallentee I und II nach Dr. Hartmut Dorstewitz (siehe Seite 149)

Oxymelrezept: Löwenzahn-Oxymel (siehe Seite 156)

Kneipp

Kühle Oberbauchauflage: Ein Leinentuch in kühles Wasser eintauchen, kräftig auswringen. Ein Baumwoll- und ein Wolltuch darüberlegen. Ungefähr 30 Minuten liegen lassen.

Leberschwäche

Ursachen

Die Leber ist ein wichtiges Entgiftungsorgan. Viele Stoffwechselprodukte, die den Organismus schädigen würden, baut das Drüsenorgan ab und entsorgt sie über die Gallenwege, den Darm und die Nieren. Eine ungesunde Lebens- und Ernährungsweise mit zu viel fettem Essen und erhöhtem Alkoholkonsum kann der Leber Schaden zufügen und ihre Funktionsfähigkeit beeinträchtigen. Auch Medikamente können der Leber zusetzen.

Symptome

Zeichen einer Leberschwäche sind recht unspezifisch und können sich in allgemeinen Verdauungsproblemen wie Blähungen, Übelkeit, Unwohlsein und einem Druckgefühl im Oberbauch zeigen.

Heilpflanzen für Tee und Oxymel

Mariendistel, Artischocke

Mariendistel- und Artischockenpräparate haben eine leberschützende Wirkung und helfen mit, die natürliche Leberfunktion aufrechtzuerhalten.

Teegrundrezept: Einen Teelöffel gestoßene Mariendistelsamen und fein geschnittene Artischockenblätter mit einer Tasse heißem Wasser (circa 150 Milliliter) übergießen, 10 Minuten ziehen lassen und abseihen. Vor den Mahlzeiten jeweils eine Tasse trinken.

Oxymelrezept: Artischocken-Oxymel (siehe Seite 156)

Kneipp

Intervallfasten: Gerade nach Feiertagen wie Weihnachten, an denen häufig üppig gespeist und Alkohol getrunken wurde, ist es sehr heilsam für die Leber, für mehrere Stunden auf Nahrung zu verzichten. Es gibt verschiedene Programme fürs Intervallfasten, zum Beispiel »Dinner Cancelling«, 16:8, das heißt 16 Stunden ohne Essen, 8 Stunden mit Essen oder einen ganzen Fastentag, bei dem nur Flüssigkeit, am besten Heilkräutertees, aufgenommen wird. Das Intervallfasten wirkt sich auch insgesamt positiv auf den Stoffwechsel aus und fördert das Wohlbefinden und die Vitalität.

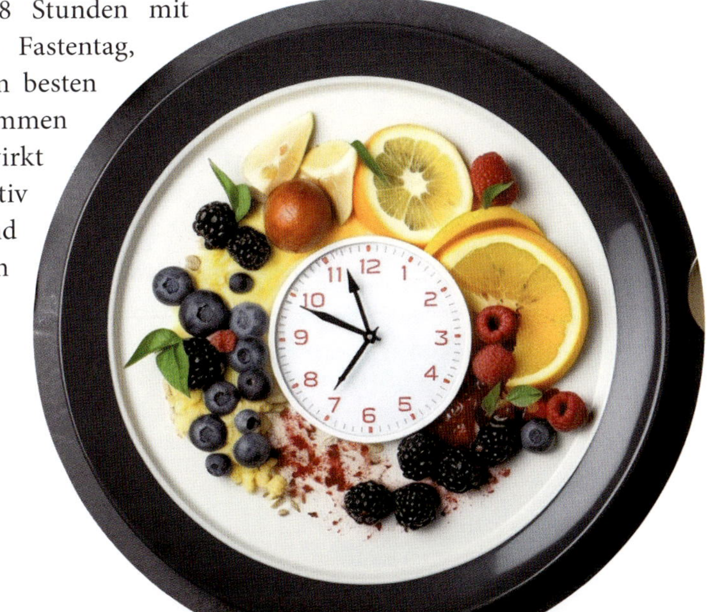

Blase und weibliche Geschlechtsorgane

Harnwegsinfekt

Ursachen

Ein Harnwegsinfekt entsteht durch eine entzündliche Reizung im Bereich von Harnröhre und Blase. Selten kann der Infekt auch in die Nieren aufsteigen. Häufig wird ein Harnwegsinfekt durch Krankheitserreger wie Viren oder Bakterien ausgelöst, die von außen über die Harnröhre in die Blase eindringen und zuweilen auch bis ins Nierenbecken aufsteigen können. Aufgrund der kurzen Harnröhre erkranken vor allem Frauen an einem Harnwegsinfekt. Eine der typischen Ursachen für einen Harnwegsinfekt ist Unterkühlung, beispielsweise wenn man im Schwimmbad längere Zeit mit nasser Badehose herumläuft oder auf kaltem Untergrund sitzt.

Symptome

Schmerzen und Brennen beim Wasserlassen sind die typischen Zeichen eines Harnwegsinfektes. Der Infekt kann von Fieber begleitet sein. Nicht selten verändert sich auch der Urin durch den Entzündungsprozess, er wird trüb, riecht auffällig und enthält manchmal sogar Beimengungen von Blut, das von der gereizten Blasen- und Harnröhrenschleimhaut stammt.

Heilpflanzen für Tee und Oxymel

Bärentraube, Queckenwurzel, Birke, Goldrute, Hauhechel, Brunnenkresse, Süßholzwurzel

Teegrundrezept: Dieser Tee wirkt harntreibend und hilft so, Krankheitserreger schneller aus dem Harntrakt zu spülen. Außerdem hat er einen entkrampfenden und entzündungshemmenden Effekt. Mischen Sie je 20 Gramm Bärentraubenblätter, Queckenwurzelstock, Birkenblätter, Goldrutenkraut, Hauhechelwurzel und

Süßholzwurzel. Zwei Teelöffel der Mischung mit circa 150 Millilitern siedendem Wasser übergießen und zugedeckt ungefähr 10 Minuten ziehen lassen. Sie können 3- bis 4-mal täglich eine Tasse des frisch zubereiteten Tees trinken.

Brunnenkresse: In der chinesischen Heilkunde, aber auch bei uns gilt Brunnenkresse als wirksames Mittel gegen Harnwegsinfekte, da sie harntreibende und blutreinigende Inhaltsstoffe enthält. Verzehren Sie Brunnenkresse am besten zusammen mit frischen Blattsalaten.

Standardzulassung Blasen- und Nierentee nach Dr. Hartmut Dorstewitz (siehe Seite 149)

Oxymelrezept: Brunnenkresse-Oxymel (siehe Seite 156)

Kneipp

Heublumensack: Diese altbewährte Anwendung lindert durch die angenehme Wärme die krampfartigen Beschwerden und beruhigt die gereizte Schleimhaut in Blase und Harnwegen.

Hier die Anleitung von der Website *Kneippvisite.de:*

- Einen Heublumensack aus der Apotheke oder dem Reformhaus unter fließend Wasser anfeuchten.
- In einem Kochtopf einige Zentimeter hoch Wasser einfüllen, einen Siebeinsatz hineinsetzen und den Heublumensack darauflegen – er darf jedoch keinen Kontakt mit dem Wasser haben.
- Etwa 20 Minuten dämpfen.
- Den Heusack mit einem Kochlöffel oder Isolierhandschuh entnehmen, aufschütteln und den Inhalt gleichmäßig verteilen.
- Vorsicht, beim Anlegen erst an der Innenseite des Unterarms auf hautverträgliche Temperatur prüfen, dann anlegen.
- Zum Befestigen ein Baumwolltuch und darüber ein Wolltuch verwenden.
- Den Heusack erst abnehmen, wenn er nicht mehr warm ist.
- Anschließend circa 30 Minuten nachruhen.

Menstruationsbeschwerden

Ursachen

Probleme mit der Menstruation lassen sich im Wesentlichen in drei Bereiche einteilen:

- Periodenschmerzen
- Unregelmäßige Periodenblutung
- PMS (Prämenstruelles Syndrom)

Selten verbergen sich gravierende Störungen dahinter. Meistens sind die Beschwerden auf harmlose Ursachen wie eine vorübergehende körperliche oder seelische Belastung, Stress oder eine unausgeglichene Lebens- und Ernährungsweise zurückzuführen. Auch Partnerkonflikte können bei Frauen zu Zyklusproblemen führen.

Symptome

Charakteristisch sind krampfartige Unterleibsschmerzen, die in den Rücken oder in die Beine ausstrahlen können. Spannungsgefühl in den Brüsten, Wasseransammlungen im Gewebe (Ödeme), Blähungen, Verstopfung, Kopfschmerzen, Stimmungsschwankungen, Müdigkeit, Konzentrationsschwierigkeiten und allgemeines Unwohlsein sind typisch für das PMS. Bei unregelmäßiger Periode ist der Zyklus verkürzt (weniger als 26 Tage) oder verlängert (mehr als 31 Tage).

Heilpflanzen für Tee und Oxymel

Schafgarbe, Kamille, Hopfen, Kümmel

Teegrundrezept: Schafgarbe lindert Krämpfe, Kamille beruhigt, Hopfenblüten regen den Zyklus an und Kümmel lindert die Beschwerden im Unterleib. Mischen Sie je 25 Gramm Schafgarbenkraut, Kamillenblüten, Hopfenblüten und zerstoßene Kümmelkörner. Bewahren Sie die Kräuter in einer luftdicht abgeschlossenen Dose auf. Zwei Teelöffel der Heilkräuter in 150 Milliliter siedendes Wasser

geben, 15 Minuten ziehen lassen und abseihen. Trinken Sie etwa eine Woche vor Beginn der Periode drei Tassen dieses Tees täglich bis zum Ende der Blutung.
Oxymelrezept: Schafgarbe-Oxymel (siehe Seite 157)

Kneipp

Bauchmassage: Eine sanfte Aromamassage mit entkrampfenden Ölen bringt Entspannung und Erleichterung während der kritischen Tage. Als Basis können Sie reines Jojobaöl oder Mandelöl verwenden. Vermischen Sie dieses mit ein paar Tropfen Melissenöl und massieren Sie Ihren Bauch in sanft kreisenden Bewegungen damit.

Scheidenentzündung

Ursachen

Eine Entzündung der Scheidenschleimhaut geht meist auf die Infektion mit einem oder mehreren Krankheitserregern zurück. Das können zum Beispiel bestimmte Bakterien oder Pilze sein, die auch unter normalen Bedingungen in der Scheide siedeln, sich jedoch durch eine Veränderung des Scheidenmilieus so vermehren, dass sie eine Entzündung hervorrufen.

Symptome

Die Scheidenentzündung geht meist mit Brennen und Juckreiz einher. Typisch ist ein verstärkter Ausfluss, der gelb, grau oder grünlich verfärbt ist und möglicherweise unangenehm riecht. Auch Rötungen und Schwellungen, Bläschen oder Pusteln im Scheidenbereich sind Anzeichen für eine Entzündung. Mitunter kommt es zu einer Lymphknotenschwellung in der Leistengegend, zu Fieber, Müdigkeit, Abgeschlagenheit, Unwohlsein, Bauchweh und sexueller Unlust.

Heilpflanzen für Tee und Oxymel

Kamille, Frauenmantel, Schafgarbe, Taubnessel
Teegrundrezept: Vermischen Sie 40 Gramm Kamillenblüten, 30 Gramm Frauenmantelkraut, 30 Gramm Schafgarbenkraut und

20 Gramm weiße Taubnessel aus der Apotheke und bewahren Sie die Kräuter in einer luftdichten Dose auf. Zwei Teelöffel der Kräuter in eine Tasse geben und mit siedendem Wasser übergießen. Etwa 10 Minuten ziehen lassen. Trinken Sie 1 bis 2 Monate lang täglich zwei Tassen von diesem Tee, der die entzündliche Reizung lindert.

Oxymelrezept: Frauenmantel-Oxymel (siehe Seite 157)

Kneipp

Moorbad: Moorschlamm wirkt dank seines hohen Gehalts an Schwefel und Huminsäuren antibakteriell. So heilt er Entzündungen und regeneriert die Schleimhaut. Seine Pflanzenöstrogene beeinflussen den weiblichen Zyklus positiv. Holen Sie sich aus der Apotheke ein Sitzbad mit einem Moorzusatz. Wenden Sie es nach Vorschrift an. Nach etwa 20 Minuten abduschen und in eine Decke gehüllt nachruhen.

Joghurtkur: Geben Sie abends vor dem Schlafengehen unpasteurisierten Biojoghurt mit milchsäurebildenden Bakterien wie *Lactobacillus acidophilus* und *Lactobacillus bifidus* mithilfe einer speziellen Einführhülse (aus der Apotheke) in die Scheide. So wirken diese Bakterien über Nacht auf die Scheidenflora ein und lassen sie gesunden. Sie können auch einen Tampon mit Joghurt bestreichen und in die Vagina einführen. Werfen Sie diesen am nächsten Morgen weg.

Knochen und Muskeln

Arthrose

Ursachen

Arthrose ist der Fachbegriff für eine Verschleißerkrankung eines oder mehrerer Gelenke. Diese kann im Rahmen des natürlichen Alterungsprozesses entstehen oder infolge von Überbeanspruchung (zum Beispiel durch Leistungssport oder Übergewicht), durch Unfälle wie Sportverletzungen oder durch chronisch entzündliche Gelenkerkrankungen wie rheumatoide Arthritis. Der Verschleiß findet vor allem am Gelenkknorpel statt.

Symptome

Ein charakteristisches Symptom der Arthrose ist eine schmerzhafte Bewegungseinschränkung. Morgens treten häufig sogenannte Anlaufschmerzen auf. Die Beschwerden sind teilweise sogar vom Wetter abhängig.

Heilpflanzen für Tee, Tinkturen und Oxymel

Brennnessel, Hopfen, Kampfer, Eukalyptus

Teegrundrezept: Eine Brennnesselteekur wirkt entzündungshemmend, entgiftend und schmerzlindernd. Überbrühen Sie ein bis zwei Teelöffel frisches oder getrocknetes Brennnesselkraut mit einer Tasse siedendem Wasser. 10 bis 15 Minuten ziehen lassen, drei Tassen täglich trinken, als Kur über 14 Tage.

Einreibungen: Durchblutungsfördernde Einreibungen mit beispielsweise Zimtöl, Kampfer oder Eukalyptus bringen Linderung. Mischen Sie 50 bis 100 Milliliter süßes Mandelöl oder Jojobaöl mit ein paar Tropfen eines (oder mehrerer) der oben genannten Aromaöle. Diese heilsame Ölmischung vorsichtig in die schmerzenden Stellen einmassieren.

Oxymelrezept: Eukalyptus-Oxymel-Salbe (siehe Seite 157)

Kneipp

Heißer Hopfenumschlag: Einen Leinenbeutel mit einer Handvoll zerkleinerten Hopfenzapfen füllen und in einem Wasserbehälter erhitzen. Den Beutel auswringen und mit einem Handtuch abgedeckt auf die schmerzende Stelle legen. Die Wärme lindert die Schmerzen. Mehrmals täglich wiederholen. Nicht bei akuter entzündlicher Reizung anwenden, denn dann wirken zumeist kühlende Anwendungen besser.

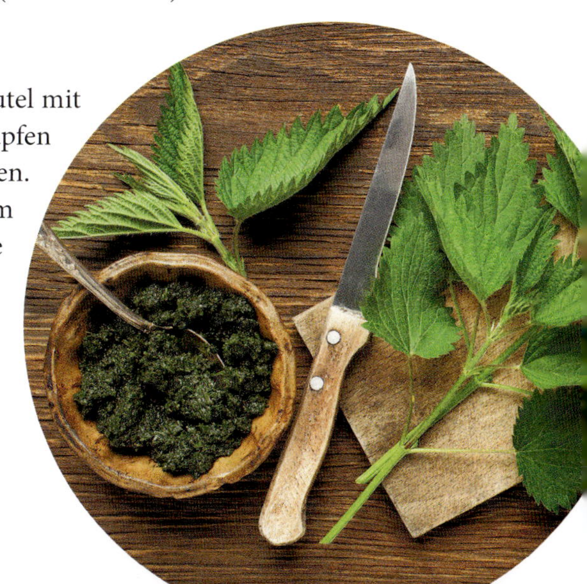

Warme Kohlblattauflage: Weißkohl enthält reichlich Vitamine und Mineralstoffe. Äußerlich angewendet haben Kohlblätter einen schmerzlindernden, entzündungshemmenden Effekt. Blanchieren Sie einige Kohlblätter, drücken Sie diese aus und legen Sie sie möglichst warm auf die betroffene Stelle. Mit einem Handtuch umwickeln und etwa 30 Minuten einwirken lassen. Mehrmals täglich wiederholen.

Rheumatische Beschwerden

Ursachen

Unter dem Begriff Rheuma werden verschiedene akute und chronische Beschwerden an den Gelenken und an der Wirbelsäule zusammengefasst. So gehört die sogenannte chronische Polyarthritis zum rheumatischen Formenkreis. Außerdem bezeichnet man als Rheumatismus alle Gelenkbeschwerden, die in Begleitung oder als Folge von Infektionskrankheiten wie zum Beispiel einem grippalen Infekt auftreten.

Symptome

Rheumakranke haben ziehende, reißende oder stechende Schmerzen im Bereich von Gelenken, Sehnen und Muskeln. Wie eine Art Muskelkater fühlen sich die Beschwerden an, die auch von einem Gelenk zum anderen wandern können. Vor allem morgens tritt ein Steifigkeitsgefühl auf. Es kann zu sogenannten Rheumaknoten kommen, zu Bewegungseinschränkungen, Gelenkdeformierungen, Müdigkeit und Abgeschlagenheit.

Heilpflanzen für Tee und Oxymel

Brennnessel, Birke, Schachtelhalm

Teegrundrezept: Ein Tee aus Brennnesselblättern wirkt entschlackend und reinigend. Er schwemmt Stoffwechsel-

abbauprodukte aus, die bei Entzündungen verstärkt anfallen. Sie können den Tee mit anderen Stoffwechsel aktivierenden und entschlackenden Heilkräutern mischen, beispielsweise mit Birkenblättern und Schachtelhalmkraut. Mischen Sie 20 Gramm Brennnesselblätter, 10 Gramm Birkenblätter und 15 Gramm Schachtelhalmkraut. Drei Teelöffel für ungefähr ½ Liter Wasser verwenden, aufkochen, 5 Minuten ziehen lassen, dann abseihen. Zur Geschmacksverbesserung eventuell mit Oxymel süßen. Trinken Sie drei bis vier Tassen täglich.
Oxymelrezept: Brennnessel-Oxymel (siehe Seite 157)

Kneipp

Heilerdeumschlag: Rühren Sie aus Heilerde, Wasser und etwas Magerquark einen Brei und geben Sie einen Schuss Olivenöl darunter. Verstreichen Sie die Masse fingerdick auf ein Tuch. Dieses auf die betroffenen Stellen legen und mit einem sauberen Tuch darüber befestigen. Einwirken lassen, bis die Erde getrocknet ist, dann abwaschen. Bei Bedarf wiederholen.
Latschenkiefertinktur: Reiben Sie die schmerzenden Körperpartien 3- bis 4-mal täglich mit Latschenkiefertinktur (aus der Apotheke) ein. Diese kühlt zuerst und verbreitet dann eine wärmende, entzündungshemmende und schmerzlindernde Wirkung.
Moorbad: Moor unterstützt aufgrund seiner thermischen Eigenschaften und seiner besonderen Inhaltsstoffe die Behandlung rheumatischer Erkrankungen und chronischer Beschwerden des Bewegungsapparates. Fertigpräparate, die Sie ganz einfach Ihrem Badewasser zugeben, können Sie in der Apotheke oder in Drogeriemärkten kaufen.

Sehnenscheidenentzündung

Ursachen

Die Sehnenscheide ist eine Art bindegewebiger Schutzmantel für besonders stark beanspruchte Sehnen. Aufgrund von Überanstrengung, einseitiger Belastung oder falschen Bewegungsabläufen kann es zu einer entzündlichen Reizung kommen. Typischerweise sind Sportarten wie Tennis oder Squash dafür verantwortlich: Bevorzugt sind dann die Sehnen am Unterarm betroffen. Aber auch ununterbrochenes, stundenlanges Schreiben am Computer oder zu langes, schnelles Klavierspielen kann eine Sehnenscheidenentzündung hervorrufen.

Symptome

Die Schmerzen stellen sich nach besonderer Anstrengung oder monotonen Bewegungsabläufen ein und verstärken sich im Laufe der Zeit. Sie treten vor allem zu Beginn von Bewegungen auf, werden dann besser und verschlimmern sich wieder bei Beendigung. In der Nacht können die Beschwerden stärker werden.

Heilpflanzen für Tinkturen und Oxymel

Arnika, Kampfer

Arnikaeinreibung: Arnika regt die Durchblutung an und wirkt entzündungshemmend. Arnikasalbe und Arnikatinktur bekommen Sie in der Apotheke, können Sie aber auch leicht selbst mit einer Oxymelrezeptur herstellen. Reiben Sie mehrmals täglich die schmerzende Körperpartie damit ein.

Kampferöleinreibung: Auch Kampferöl lindert die Entzündung und den Schmerz. Da dieses Öl sehr konzentriert ist, sollten Sie es am besten verdünnt auftragen, zum Beispiel indem Sie es mit etwas Mandelöl oder Vaseline vermischen.

Oxymelrezept: Arnika-Oxymel-Salbe (siehe Seite 157)

Kneipp

Armbad: Ein Armbad lindert die Beschwerden bei schmerzenden Sehnen und beispielsweise einem Tennisellenbogen.
Hier die Anwendung von der Website *Kneippvisite.de:*

- Ein genügend tiefes und breites Gefäß (Wäschewanne, Waschbecken) mit kaltem Wasser füllen.
- Temperatur so kalt wie möglich – circa 12 bis 18 Grad Celsius.
- Die Arme bis zur Mitte der Oberarme eintauchen.
- Dauer: bis zu 30 Sekunden, je nach Wassertemperatur, bis ein Kältegefühl eintritt.
- Danach das Wasser nur abstreifen, nicht abtrocknen – dadurch wird die Reizstärke vergrößert (Verdunstungskälte).
- Die Arme bewegen (pendeln), bis ein Wärmegefühl eintritt.

Haut und Nägel

Akne

Ursachen

Die gewöhnliche Akne (Acne vulgaris) ist eine Hautkrankheit, die vor allem Jugendliche mit Beginn der Pubertät betrifft. Die genauen Ursachen sind nicht bekannt, allerdings gilt es als erwiesen, dass neben erblichen Faktoren die hormonelle Umstellung während dieser besonderen Lebensphase einen starken Einfluss hat.

Symptome

Bei der Akne verstopfen die Talgdrüsen durch Mitesser. Auf der Haut bilden sich daraufhin kleine entzündlich gerötete Knötchen. Diese können wieder normal abheilen, allerdings auch vereitern und später kleine Narben hinterlassen. Akne bildet sich vor allem im Gesicht, aber auch auf dem Rücken und am Dekolleté. An unteren Körperpartien, Beinen, Bauch und Po kommt sie nicht vor.

Heilpflanzen für Tee und Oxymel

Salbei, Schafgarbe, Zinnkraut, Kamille

Teegrundrezept (Blutreinigungstee): Es gibt einige Heilpflanzen, die in der Phytotherapie zur Reinigung des Blutes eingesetzt werden. Die innerliche Anwendung dieser Heilpflanzenmischung dient der Entschlackung und trägt auch äußerlich zu einer größeren Reinheit der Haut bei. Mischen Sie 40 Gramm Salbei, 40 Gramm Schafgarbe und 20 Gramm Zinnkraut. Einen Esslöffel der Mischung mit einer Tasse Wasser aufbrühen, etwas ziehen lassen. Morgens und abends jeweils eine Tasse trinken.

Oxymelrezept: Kamillen-Oxymel-Tinktur (siehe Seite 158)

Kneipp

Blaue Gesichtsmaske: Sie besteht aus einer Mischung von Kornblumenblüten (daher die blaue Farbe) und weißer Tonerde. Spezielle Inhaltsstoffe der Kornblumen und der Tonerde wirken leicht adstringierend (das heißt, sie nehmen überschüssiges Hautfett auf) und entzündungshemmend. Außerdem dämpft diese Gesichtspackung die Tätigkeit der Talgdrüsen und reguliert den Stoffwechsel in der Haut. Übergießen Sie einen gehäuften Esslöffel getrockneter Kornblumenblüten (aus Apotheke, Drogerie oder Reformhaus) mit ¼ Liter kochendem Wasser. Auf Körperwärme abkühlen lassen und so viel weißen Ton hinzugeben, bis eine streichfähige Paste entsteht. Diese auf dem Gesicht und wenn nötig auf dem Dekolleté verteilen. Etwa 10 bis 15 Minuten einwirken lassen, danach lauwarm abwaschen.

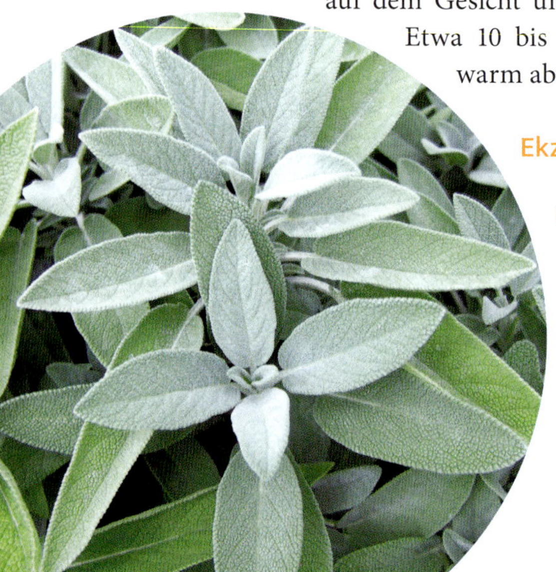

Ekzeme

Ursachen

Bei Ekzemen handelt es sich um akute oder chronische Reizungen der Haut. Besonders häufig sind Ekzeme auf Erkrankungen wie eine Neurodermitis zurückzuführen. Diesem Hautleiden liegt eine

Allergie zugrunde, zum Beispiel gegen Nahrungsmittel. Ekzeme können aber auch durch eine Unverträglichkeit von Stoffen wie Metall (Nickel), Kunst- oder Klebstoffen (zum Beispiel bei künstlichen Fingernägeln), Cremes, Parfums sowie zahlreichen anderen Substanzen hervorgerufen werden.

Symptome

Ekzeme zeigen sich sehr facettenreich. In der Akutphase bildet sich häufig ein bläschenartiger Ausschlag, die Haut nässt und anschließend entstehen Krusten. In einer späteren Phase wird die Haut, beispielsweise bei der Neurodermitis, oft trockener, schuppiger und rissiger. An manchen Stellen bilden sich derbe Schwielen. Ekzeme gehen häufig mit starkem Juckreiz einher.

Heilpflanzen für Tinkturen und Oxymel

Nachtkerze, Malve, Schachtelhalm

Nachtkerzenöl: Das wertvolle Öl kann äußerlich und innerlich angewendet werden. Es hilft, Ekzeme auszugleichen, die auf einen Mangel an Gamma-Linolensäure zurückzuführen sind. Nachtkerzenöl reguliert die Zusammensetzung der Hautfette und verbessert die Barrierefunktion der Haut.

Äußerliche Anwendung: Salben, Cremes oder Lotionen mit Nachtkerzenöl dämpfen die entzündliche Hautreizung. Zu bekommen in der Apotheke oder in gut sortierten Reformhäusern.

Innerliche Anwendung: Nachtkerzenöl-Kapseln helfen, das Hautbild nach längerer Einnahme zu verbessern.

Malvenumschlag: Malve wirkt reizlindernd und ist speziell für Personen mit besonders empfindlicher Haut geeignet. Übergießen Sie einen Esslöffel zerkleinerte Malvenblüten mit ¼ Liter kochendem Wasser. Lassen Sie den Sud 10 Minuten ziehen und seihen Sie den Satz ab. Tränken Sie ein Leinentuch mit dem Sud und legen Sie es noch warm auf die betroffene Stelle.

Oxymelrezept: Malve-Oxymel-Tinktur (siehe Seite 158)

Kneipp

Schachtelhalmbad: Schachtelhalm ist ein bewährtes Mittel gegen Hautreizungen aller Art. Geben Sie ungefähr eine Handvoll Schachtelhalmkraut in 2 Liter siedend heißes Wasser und lassen Sie den Sud ungefähr 15 Minuten lang ziehen. Danach abseihen und ins warme Badewasser geben. Sie können 15 bis 30 Minuten darin baden.

Furunkel

Ursachen

Bei einem Furunkel handelt es sich um eine Entzündung des Haarbalgs, in der Fachsprache Follikulitis genannt. Meist wird diese durch sogenannte Staphylokokken ausgelöst. Die Bakterien gelangen über die feinen Haarkanäle in der Haut zum Haarbalg und sammeln sich dort an.

Symptome

Die Follikulitis kann – je nach Ausprägung der Entzündung – von Schmerzen im betroffenen Hautareal sowie von Fieber begleitet sein. Es können auch die Lymphknoten im befallenen Bereich anschwellen.

Heilpflanzen für Tinkturen und Oxymel

Ringelblume, Bockshornklee

Ringelblumensalbe: Ringelblume (Calendula) wirkt mild antibiotisch und stoppt so das Bakterienwachstum im Haarbalg. Auf diese Weise hat Calendulasalbe einen entzündungshemmenden Effekt. Tragen Sie 2- bis 3-mal täglich die Salbe auf die betroffene Stelle auf.

Oxymelrezept: Ringelblumen-Oxymel-Salbe (siehe Seite 158)

Kneipp

Bockshornkleeumschlag: Die Samen des Bockshornklees werden äußerlich ebenso wie Leinsamen zum Aufweichen von Furunkeln und Karbunkeln benutzt. Vermischen Sie 100 Gramm Bockshornkleesamen, grob gemahlen, mit wenig Wasser und verkochen Sie das Ganze zu einem Brei. Diesen dick auf eine Mullkompresse streichen und auf die betroffene Stelle legen. Mit einem Verband fixieren und 3- bis 4-mal täglich erneuern.

Nagelbettentzündung

Ursachen

Nagelbettentzündungen entstehen durch kleine Verletzungen an der feinen Nagelhaut, zum Beispiel beim Schneiden der Fingernägel oder durch Dornen. Krankheitserreger, zumeist Bakterien wie sogenannte Staphylokokken, dringen durch die Verletzung in die Nagelhaut ein und breiten sich im Gewebe aus.

Symptome

Zunächst bildet sich eine leichte Rötung, der seitliche Nagelfalz schwillt an und beginnt zu schmerzen. Wenn die Entzündung rasch fortschreitet, kann sich auch Eiter ansammeln und durch ein gelblich-weißes Knötchen nach außen sichtbar werden.

Heilpflanzen für Tinkturen und Oxymel

Ringelblume, Johanniskraut, Eichenrinde

Calendulacreme: Die Ringelblume enthält zahlreiche Inhaltsstoffe, welche die Entzündung im Gewebe bremsen und die Wundheilung fördern. Sie können Calendulapräparate in der Apotheke kaufen oder auch selbst herstellen. Das Rezept für eine Ringelblumen-Oxymel-Salbe finden Sie auf Seite 158.

Johanniskrautöl: Besonders in Kombination mit der Ringelblume eignet sich Johanniskrautöl gut zur Behandlung von Nagelbettentzündungen.

Oxymelrezept: Johanniskraut-Ringelblumen-Oxymel-Balsam (siehe Seite 158)

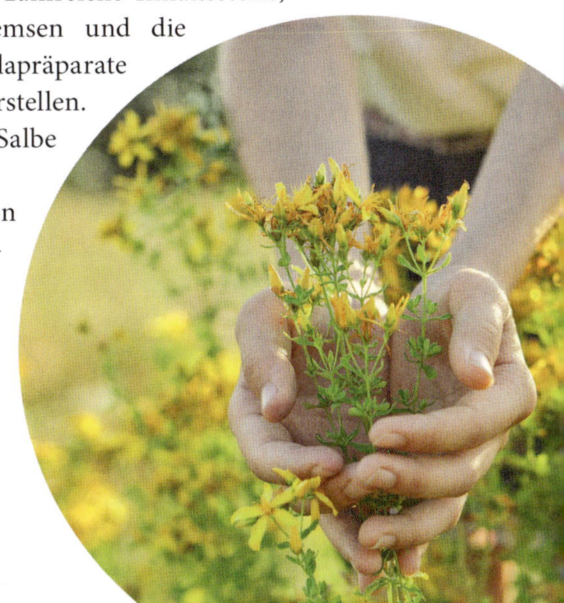

Kneipp

Eichenrinden-Fingerbad: Eichenrinde enthält entzündungshemmende und schmerzlindernde Inhaltstoffe. Übergießen Sie zwei Teelöffel Eichenrinde mit ¼ Liter kochendem Wasser. 10 Minuten ziehen lassen, abseihen und etwas abkühlen lassen. Dann in eine kleine Schale gießen. Sie können Ihre Fingerspitzen ungefähr 15 Minuten darin baden. Diese Anwendung kann 2- bis 3-mal am Tag wiederholt werden.

Immunsystem und Stoffwechsel

Fieber

Ursachen

Fieber ist eine Abwehrreaktion des Körpers, zumeist auf Krankheitserreger wie Viren oder Bakterien, die auf das Immunsystem treffen. Die Körperabwehr versucht, diese Krankheitserreger zu bekämpfen und unschädlich zu machen. Diese Abwehrreaktion geht meist mit einer Erhöhung der Körpertemperatur einher.

Symptome

Eine Körpertemperatur bis 38,5 Grad Celsius gilt als mäßiges, Temperaturen darüber als hohes Fieber. Oft haben die Erkrankten ein rotes Gesicht und eine heiße Stirn. Sie frieren und schwitzen im Wechsel, bei raschem Fieberanstieg kann es zu Schüttelfrost kommen.

Heilpflanzen für Tee und Oxymel

Lindenblüten, Holunderbeere

Teegrundrezept (Lindenblütentee): Pur oder auch in einer Mischung hilft dieser Heilpflanzentee, das Fieber zu senken. Mischen Sie je 20 Gramm Thymian, Kamillen- und Lindenblüten in einer Dose. Zwei Teelöffel der Kräutermischung mit einer Tasse heißem Wasser überbrühen. Einige Minuten ziehen lassen, abseihen, abkühlen lassen. Trinken Sie mehrmals täglich eine Tasse.

Heißer Holundersaft: Dieses Heilgetränk hat sich bei fieberhaften Infekten sehr bewährt. Sie können den Saft als Fertigpräparat in der Apotheke oder im Reformhaus kaufen. Einfach erwärmen und mit Lindenblüten-Oxymel süßen.

Oxymelrezept: Lindenblüten-Oxymel (siehe Seite 158)

Kneipp

Wadenwickel: Diese Kneipp'sche Technik ist der Klassiker in der natürlichen Behandlung von Fieber und hat sich als Hausmittel sehr bewährt. Tauchen Sie ein Leinentuch in kühles Wasser, wringen Sie es aus und wickeln es faltenfrei um den Unterschenkel. Ein Baumwoll- und ein Wolltuch darüber wickeln, gut zudecken und ungefähr 15 bis 20 Minuten ruhen. Der Wickel kann abgenommen werden, wenn er nicht mehr als kalt empfunden wird. Diese Prozedur können Sie mehrmals wiederholen, beispielsweise 2- bis 3-mal im Abstand von 15 Minuten.

Infektanfälligkeit

Ursachen

Einer Abwehrschwäche und erhöhten Infektanfälligkeit können verschiedene Ursachen zugrunde liegen. Am häufigsten wird sie durch eine unausgewogene Ernährung sowie mangelnde Bewegung verursacht. Aber auch seelische Belastungssituationen wie erhöhte Anforderungen in Schule und Beruf, Geldsorgen, familiäre Konflikte und Partnerschaftsprobleme können das Immunsystem schwächen. Immunologische Erkrankungen wie etwa ein Mangel bestimmter Immuneiweiße sind dagegen sehr selten.

Symptome

Bei einer Abwehrschwäche treten gehäuft Infekte wie eine Erkältung, Bronchitis, Mandel- oder Mittelohrentzündung auf. Die Entzündungen dauern oft ausgesprochen lang, heilen nicht richtig aus oder kehren häufig wieder. Auch Blässe, Müdigkeit, Konzentrationsprobleme sowie Kopf- und Gliederschmerzen sind nicht selten Begleiterscheinungen.

Heilpflanzen für Tee und Oxymel

Echinacea, Sanddorn, Hagebutte

Immunstärkende Präparate: Bewährt haben sich Präparate mit Echinacin, dem Wirkstoff des Roten Sonnenhuts. Auch spezielle Vitaminpräparate, allen voran Vitamin C, Vitamin E und Betacarotin, eine Vorstufe von Vitamin A, helfen, die Abwehr zu stärken. Spurenelemente sind ebenfalls für die Immunabwehr von großer Bedeutung. Insbesondere Selen und Zink spielen im Immunsystem eine wichtige Rolle und sind zum Beispiel an der Bildung von Antikörpern beteiligt. Bei chronisch schwelenden Entzündungen im Körper bewähren sich Enzympräparate, um entzündungsbedingte Stoffwechselprodukte schneller abzubauen und den Heilprozess zu beschleunigen.

Sanddorn und Hagebutte: Beide Beerenfrüchte sind hervorragende Vitamin-C-Lieferanten und helfen so der Abwehr auf die Sprünge.

Zitronensaftkur: Pressen Sie jeden Tag 2 bis 3 Zitronen aus biologischem Anbau aus und trinken Sie den Saft mit etwas Sanddorn-Oxymel vermischt. Sie können den Zitronensaft auch mit Holunderbeeren- oder Orangensaft mischen. Führen Sie diese Trinkkur über mindestens 3 bis 4 Wochen fort.

Joghurtkur: Nach einer Therapie mit Antibiotika sollte die Darmflora wieder aufgebaut werden, da sie als ortsständiges Immunsystem eine große Bedeutung hat. Gut geeignet ist spezieller Joghurt mit lebenden Bakterienkulturen. Essen Sie jeden Tag einen Becher davon.

Teegrundrezept: Zwei Teelöffel getrocknete oder frische Sanddornfrüchte mit 200 Millilitern kochendem Wasser übergießen, 8 bis 10 Minuten ziehen lassen, dann abseihen. Die gleichen Mengen für einen Hagebuttentee verwenden. Die Hagebuttenfrüchte halbieren und die Kerne mit den Härchen mit einem kleinen Messer oder Löffelstiel herauskratzen.
Oxymelrezept: Sanddorn-Oxymel (siehe Seite 159)

Kneipp

Wassertreten: Diese hydrotherapeutische Anwendung hilft, das Immunsystem zu aktivieren und den Kreislauf in Schwung zu bringen. Der Körper wird gegen Infekte gewappnet. Durch den »Storchengang« im kalten Wasser wird die Durchblutung in den Gefäßbahnen angekurbelt, es gelangen mehr Nährstoffe und Sauerstoff zu den Organen. Füllen Sie eine Wanne oder ein kleines Bassin mit so viel Wasser, dass es ungefähr Wadenhöhe erreicht. Die Wassertemperatur soll zwischen 12 und 18 Grad Celsius betragen. Nun im Storchenschritt im Bassin auf und ab marschieren. Bei jedem Schritt muss ein Bein vollständig aus dem Wasser gehoben werden. Etwa ½ bis maximal 1 Minute lang durchführen. Anschließend die Beine mit einem Handtuch nur leicht abtupfen, dicke, warme Socken anziehen und einige Minuten lang auf und ab gehen.

Geist und Seele

Ärger, Gereiztheit

Ursachen

Konflikte mit den Mitmenschen, Misserfolge sowie andere unangenehme Ereignisse führen unweigerlich zu Frustration und können auch Anlass von Ärger oder gar Wut werden. Ab wann sich Enttäuschungen jedoch in Aggressionen wie Zornesausbrüchen entladen, ist individuell verschieden und hängt vom persönlichen Temperament ab.

Symptome

Auch die Art, wie Ärger, Gereiztheit und Zorn sich äußerlich zeigen, ist unterschiedlich. Der »Rotwütige« beispielsweise reagiert seinen Ärger ab, indem er laut brüllt oder mit der Faust auf den Tisch schlägt. Der »Weißwütige« hingegen frisst seinen Unmut in sich hinein und versetzt seinen Organismus damit in höchste Anspannung. Durch die hohe Gereiztheit und Erregung werden nämlich Stresshormone ausgeschüttet, die Muskeln angespannt und der Blutdruck in die Höhe getrieben. Längerfristig ist das ein Risikofaktor für Herz-Kreislauf-Krankheiten, Kopf- und Rückenschmerzen sowie Magen-Darm-Probleme.

Heilpflanzen für Tee und Oxymel

Baldrian, Melisse

Teegrundrezept: Die beiden Heilpflanzen Baldrian und Melisse verhelfen zu mehr innerer Ruhe und Ausgeglichenheit. Kochen Sie je einen Teelöffel Baldrianwurzel und Melissenblätter mit circa 150 Millilitern Wasser auf und lassen Sie die Heilpflanzen 5 bis 10 Minuten ziehen. Trinken Sie täglich zwei bis drei Tassen des Tees.

Oxymelrezept: Melissen-Oxymel (siehe Seite 159)

Kneipp

Relaxbad: Ein warmes Wannenbad mit dem Zusatz beruhigender Kräuter kann zu mehr Entspannung verhelfen. Kochen Sie eine Handvoll Lavendel- und Melissenblätter in circa 1 Liter Wasser auf und lassen Sie den Sud eine Weile stehen. Seihen Sie die Blätter ab und geben Sie den Kräuterauszug ins ungefähr 38 Grad Celsius warme Badewasser. Baden Sie 15 bis 25 Minuten.

Depressive Verstimmungen

Ursachen

Depressive Verstimmungen haben verschiedene Ursachen. Zum einen ist die Neigung zu Depressionen erblich bedingt, zum anderen können zahlreiche seelische und auch körperliche Probleme Depressionen auslösen, wie zum Beispiel Überarbeitung, Stress, Konflikte in der Familie, Trennung, Scheidung, berufliche Sorgen, chronische Krankheiten oder chronische Schmerzen.

Symptome

Charakteristisch für eine depressive Verstimmung ist ein Gefühl von Kraftlosigkeit, Schwermut, Traurigkeit, fehlendem Antrieb, Mutlosigkeit, mangelndem Selbstvertrauen und manchmal auch starker Gereiztheit und Übererregtheit. Außerdem können körperliche Probleme wie Verdauungsstörungen, Kopfweh und Rückenschmerzen hinzukommen.

Heilpflanzen für Tee und Oxymel

Johanniskraut, Melisse

Johanniskraut: Diese Heilpflanze gibt es in Form von Dragees, Tabletten, Kapseln oder auch als Teezubereitung in der Apotheke. Sie sollte über einen längeren Zeitraum eingenommen werden, mindestens 6 Wochen. Bei manchen Personen erhöht sie die Lichtempfindlichkeit. Sie können auch selbst einen Johanniskrauttee herstellen.

Teegrundrezept: Mischen Sie 20 Gramm getrocknetes Johanniskraut mit 20 Gramm Melissenblätter. Einen Esslöffel mit ungefähr ¼ Liter siedendem Wasser übergießen, 10 Minuten ziehen lassen, dann abseihen. Trinken Sie täglich zwei bis drei Tassen.

Oxymelrezept: Johanniskraut-Oxymel (siehe Seite 159)

Kneipp

Stimmungsaufhellende Aromaöle: Bergamotte, Geranium, Jasmin, Zitrone und Rosenholz heben die Laune und wirken ausgleichend auf das Nervensystem. Beduften Sie den Wohnraum mit einem dieser Öle oder lassen Sie sich damit massieren.

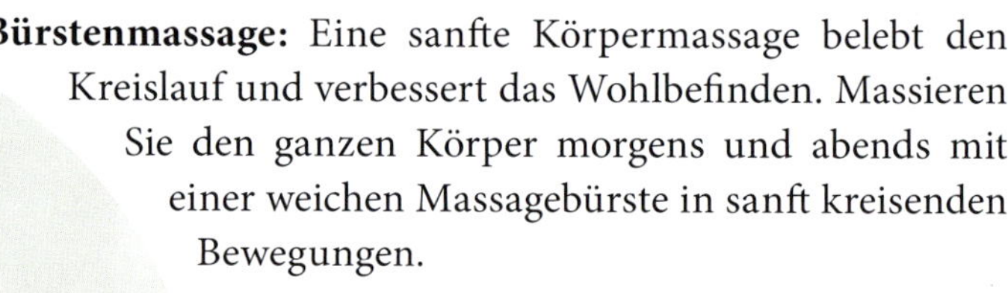

Bürstenmassage: Eine sanfte Körpermassage belebt den Kreislauf und verbessert das Wohlbefinden. Massieren Sie den ganzen Körper morgens und abends mit einer weichen Massagebürste in sanft kreisenden Bewegungen.

Nervosität/Unruhe

Ursachen

Hauptauslöser für Nervosität und beständige innere Unruhe sind Reizüberflutung sowie körperliche oder seelische Überlastung, beispielsweise durch Probleme im Job, finanzielle Sorgen, Konflikte in der Partnerschaft oder Familie. Auch ein schlecht strukturierter Alltag sowie eine unausgeglichene Lebensweise kann zu nervösen Beschwerden führen.

Symptome

Die Betroffenen sind hektisch, fahrig und oft leicht reizbar. Sie leiden nicht selten unter Zittrigkeit, Herzbeklemmung, Kopf- und Rückenschmerzen, Ohrensausen, Konzentrationsproblemen und Schlafstörungen.

Heilpflanzen für Tee und Oxymel

Lavendel, Passionsblume, Melisse

Teegrundrezept: Mischen Sie 20 Gramm Lavendelblüten, 20 Gramm Passionsblumenblüten und 30 Gramm Melissenblätter in einer Dose. Einen gehäuften Teelöffel der Kräuter mit einer großen Tasse heißem Wasser übergießen, einige Minuten ziehen lassen, dann abseihen. Tagsüber bei Bedarf, aber vor allem abends vor dem Schlafengehen eine Tasse Tee trinken.

Oxymelrezept: Lavendel-Oxymel (siehe Seite 159)

Kneipp

Sandelholzölanwendungen: Das ätherische Sandelholzöl entfaltet eine beruhigende Wirkung; es löst Verspannungen oder Angstzustände und hilft gegen Abgespanntheit und Nervosität.

- **Sandelholzmassage:** Zwei bis drei Tropfen Sandelholzöl mit circa einem Teelöffel eines hochwertigen Pflanzenöls oder Mandelöls mischen. Vor allem verspannte Schulter- und Nackenpartien, aber auch Arme und Beine mit sanften Bewegungen massieren.

- **Sandelholzbad:** Einige Tropfen Sandelholzöl in warmes Badewasser geben. Circa 20 Minuten darin baden, bis Ruhe und Entspannung einkehren.

Schlafstörungen

Ursachen

Meistens liegen Ein- und Durchschlafstörungen seelische Probleme zugrunde wie Stress, Sorgen, Überlastung, Kummer, depressive Verstimmungen oder Aufregung. Aber auch der Konsum von zu viel Kaffee oder Alkohol sowie körperliche Krankheiten wie Asthma bronchiale, Bluthochdruck oder Herzbeschwerden können den Schlaf beeinträchtigen. Nicht zuletzt wirken sich die Umgebungssituation – Lärm, Licht und Luft im Schlafzimmer – sowie die Beschaffenheit des Bettes, insbesondere der Matratze, auf die Qualität des Schlafes aus.

Symptome

Menschen mit Einschlafstörungen liegen nach dem Zubettgehen noch lange wach, sie grübeln und drehen

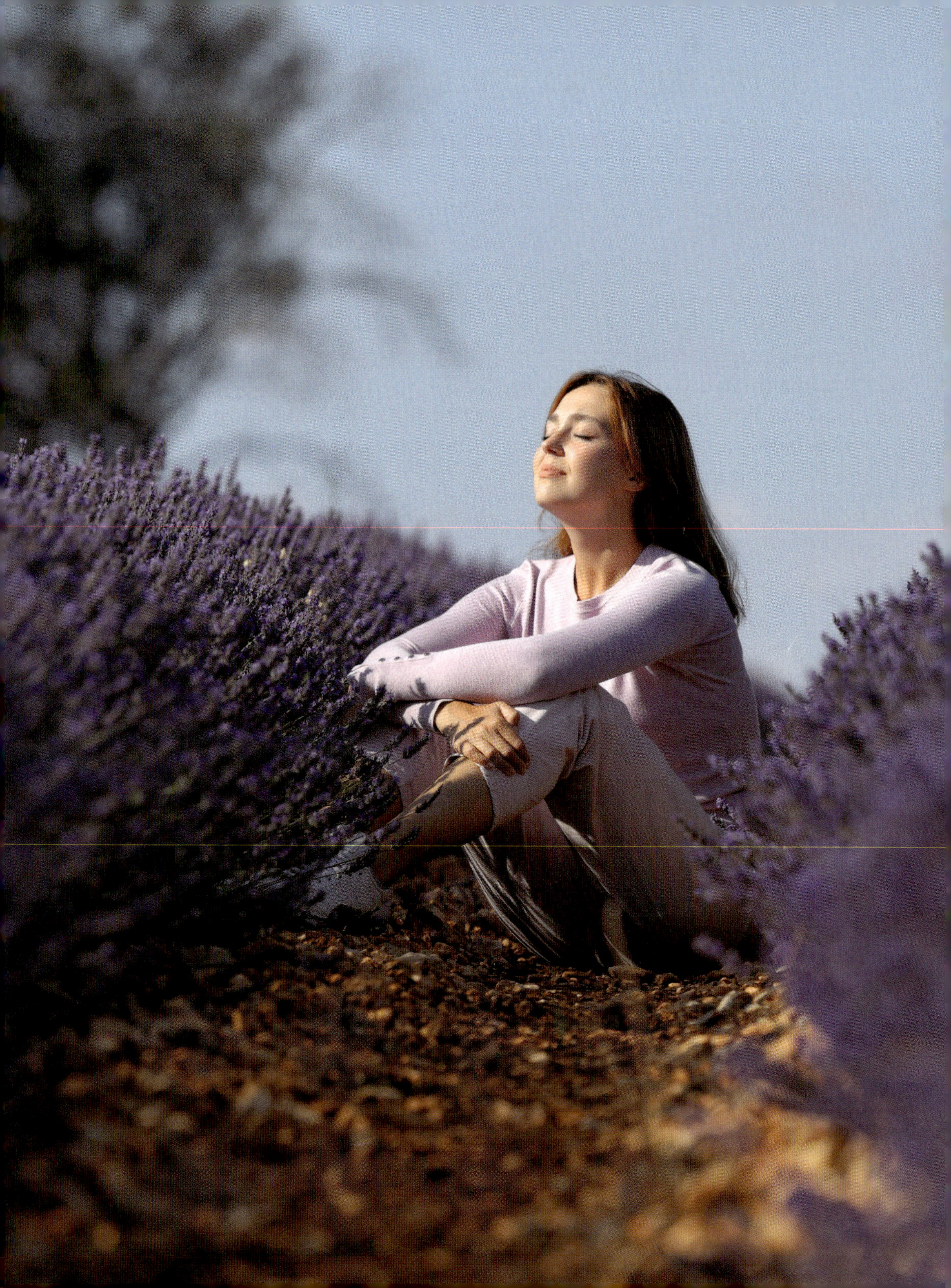

sich hin und her. Bei Durchschlafstörungen werden sie mitten in der Nacht plötzlich munter und können dann nicht wieder einschlafen. Tagesmüdigkeit, Zerschlagenheit, Konzentrationsstörungen, Unausgeglichenheit, Nervosität sowie verminderte Leistungs- und Reaktionsfähigkeit sind häufig die Folge.

Heilpflanzen für Tee und Oxymel

Baldrian, Hopfen, Melisse

Teegrundrezept: Mischen Sie 20 Gramm Baldrianwurzel, 30 Gramm Hopfenzapfen und 30 Gramm Melissenblätter in einer Dose. Einen gehäuften Teelöffel der Kräuter mit einer großen Tasse heißem Wasser übergießen und einige Minuten ziehen lassen. Abseihen und abends vor dem Schlafengehen schluckweise trinken.

Oxymelrezept: Hopfen-Oxymel (siehe Seite 159)

Kneipp

Kräuterkissen: In der Apotheke, im Reformhaus oder im Kräuterladen gibt es Lavendelkissen. Oder fertigen Sie es selbst an aus getrockneten Lavendelblüten. Nehmen Sie das Kissen mit ins Bett und lassen Sie sich von dem beruhigenden Duft in den Schlaf wiegen.

Kräuterbad: Ein Badezusatz mit Wacholder zur Muskelentspannung oder mit Melisse zur Nervenberuhigung hilft abends vor dem Schlafengehen.

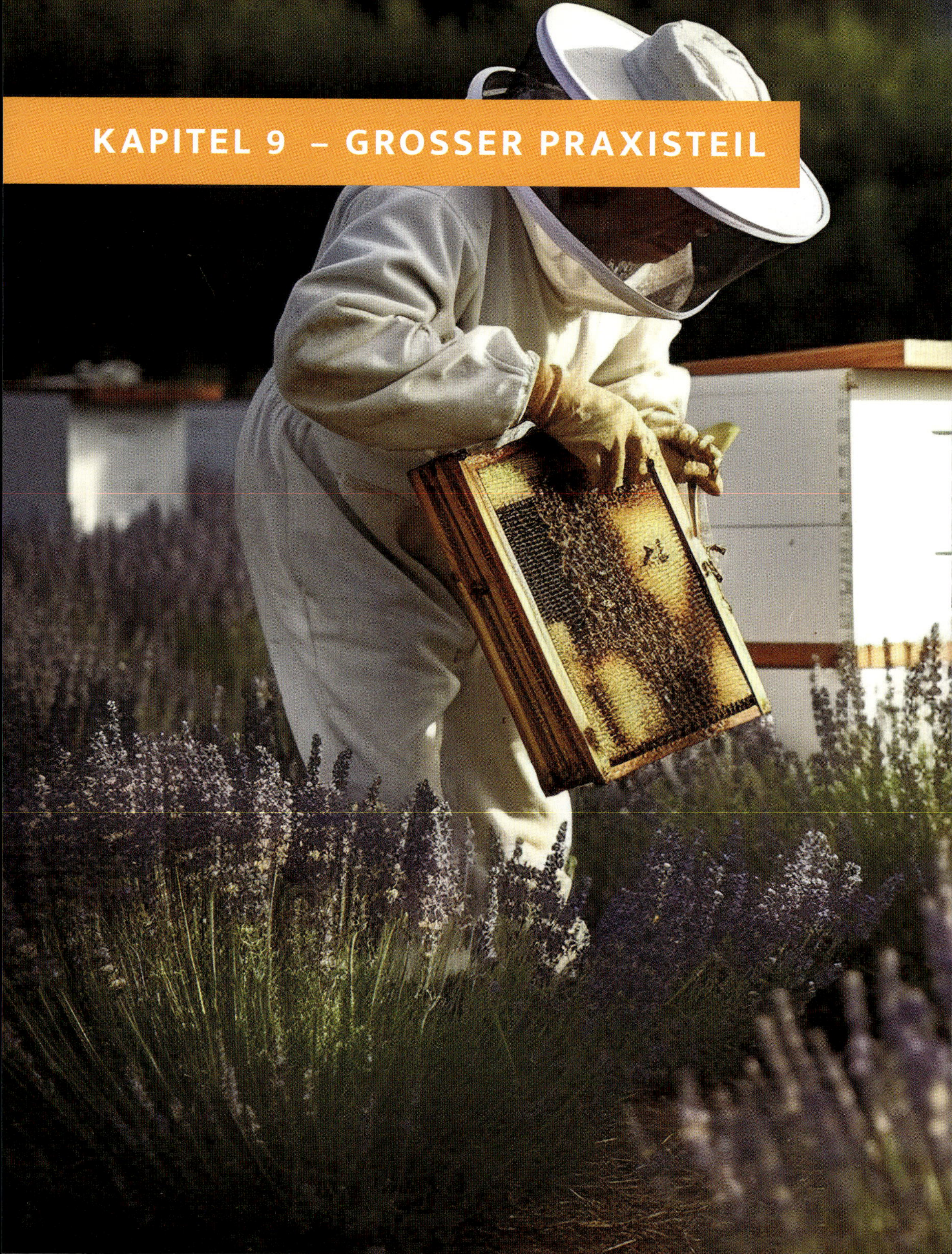

KAPITEL 9 – GROSSER PRAXISTEIL

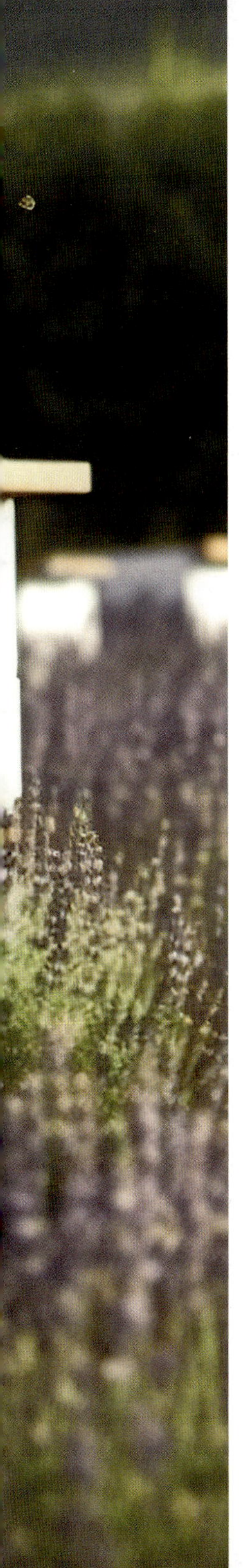

Schätze aus dem Bienenstock

Nicht nur den Honig, das flüssige Gold, schenken uns die Bienen, sondern noch etliche weitere Produkte, die für unsere Gesundheit und unser Wohlbefinden nutzbar sind. Auch mit Oxymel lassen sich diese Bienenprodukte oft gut kombinieren. Auf der Website Deutscher Apitherapie Bund e. V. (Adresse im Anhang) sind die wichtigsten Produkte übersichtlich dargestellt.

Bienenbrot

Der in den Waben konservierte, milchsauer vergorene, also fermentierte Pollen wird als Bienenbrot bezeichnet. Es hat im Wesentlichen die gleichen Eigenschaften wie frischer Blütenpollen und ist sehr gut zum Verzehr geeignet. Bienenbrot schmeckt angenehm säuerlich – am besten genießt man es frisch gefroren.

Bienenwachs

Bienenwachs ist der Baustoff für die Honigwaben mit ihrer typischen sechseckigen Form. Das Wachs produzieren die Bienen mit ihren Wachsdrüsen. Bienenwachs riecht leicht süßlich nach Honig und ist nicht wasserlöslich. Zusammen mit Oxymel kann es hervorragend für die Herstellung von Cremes und Salben genutzt werden.

Blütenpollen

Blütenpollen sorgen für die Bestäubung von Blütenpflanzen. Pollen werden durch Wind, Insekten und vor allem Bienen übertragen und sorgen so für die Vermehrung einer Pflanze. Beim Kontakt mit der Blütenpflanze haften sich Blütenpollen an die Bienen an, die sie wiederum an speziellen Pollenblättern abstreifen. Blütenpollen enthalten viele wertvolle Bestandteile und sind daher als Nahrungsergänzung sehr beliebt.

Gelée Royale

Hierbei handelt es sich um einen Futtersaft, den die Arbeiterinnen und Drohnen im Bienenstock nur in den ersten Tagen ihres Larvenstadiums erhalten. Die Königin bekommt Gelée royale hingegen ein ganzes Leben lang. Der Weiselfuttersaft – so ein anderer Name – hat die Konsistenz und Farbe von Naturjoghurt und schmeckt angenehm säuerlich. Er ist reich an wertvollen Inhaltsstoffen wie Enzymen, Hormonen, Aminosäuren, Vitaminen, essenziellen Fettsäuren – und das in optimaler Zusammensetzung. Gelée royale hilft so vor allem dann, wenn unser Körper durch Krankheit oder Stress geschwächt ist.

Propolis

Propolis wird auch als Kittharz, Bienenharz oder Bienenkleber bezeichnet und ist nicht zu verwechseln mit dem Bienenwachs. Es handelt sich um ein gummiartiges, klebriges Material, das bestimmte Arbeitsbienen aus Harz und eigenen Sekreten bilden. Der Rohstoff stammt vor allem von Kastanien, Fichten, Lärchen, Tannen, Pappeln und Weiden. Die Honigbienen verwenden Propolis als Baustoff für Isolierarbeiten und zur Desinfektion des ganzen Bienenstocks. Propolis zählt zu den wirksamsten natürlichen Antibiotika. Das Naturprodukt vermag Bakterien, Viren und Pilze zu töten und bietet dem Bienenvolk Schutz vor Infektionen.

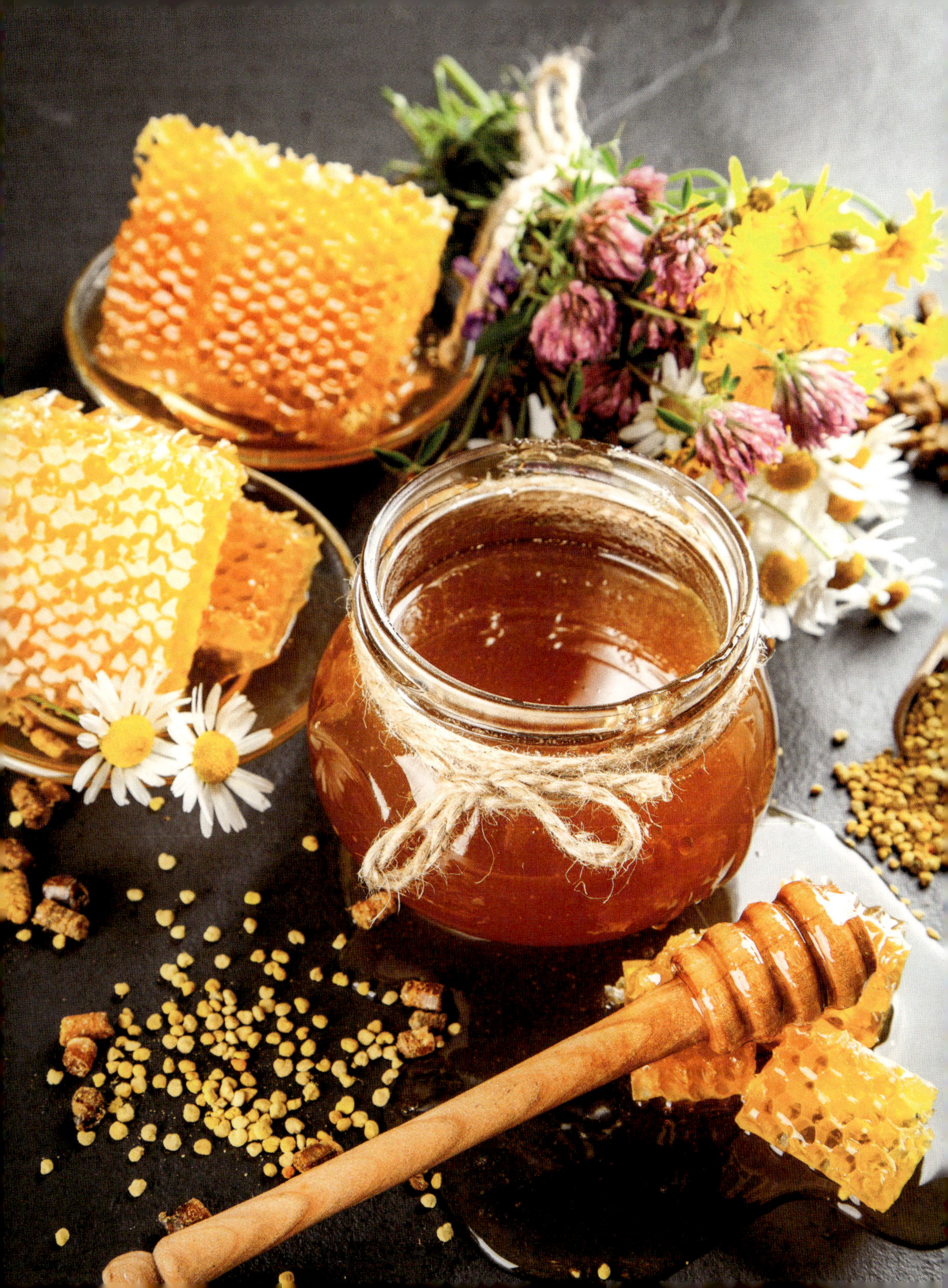

KAPITEL 10 – GROSSER PRAXISTEIL

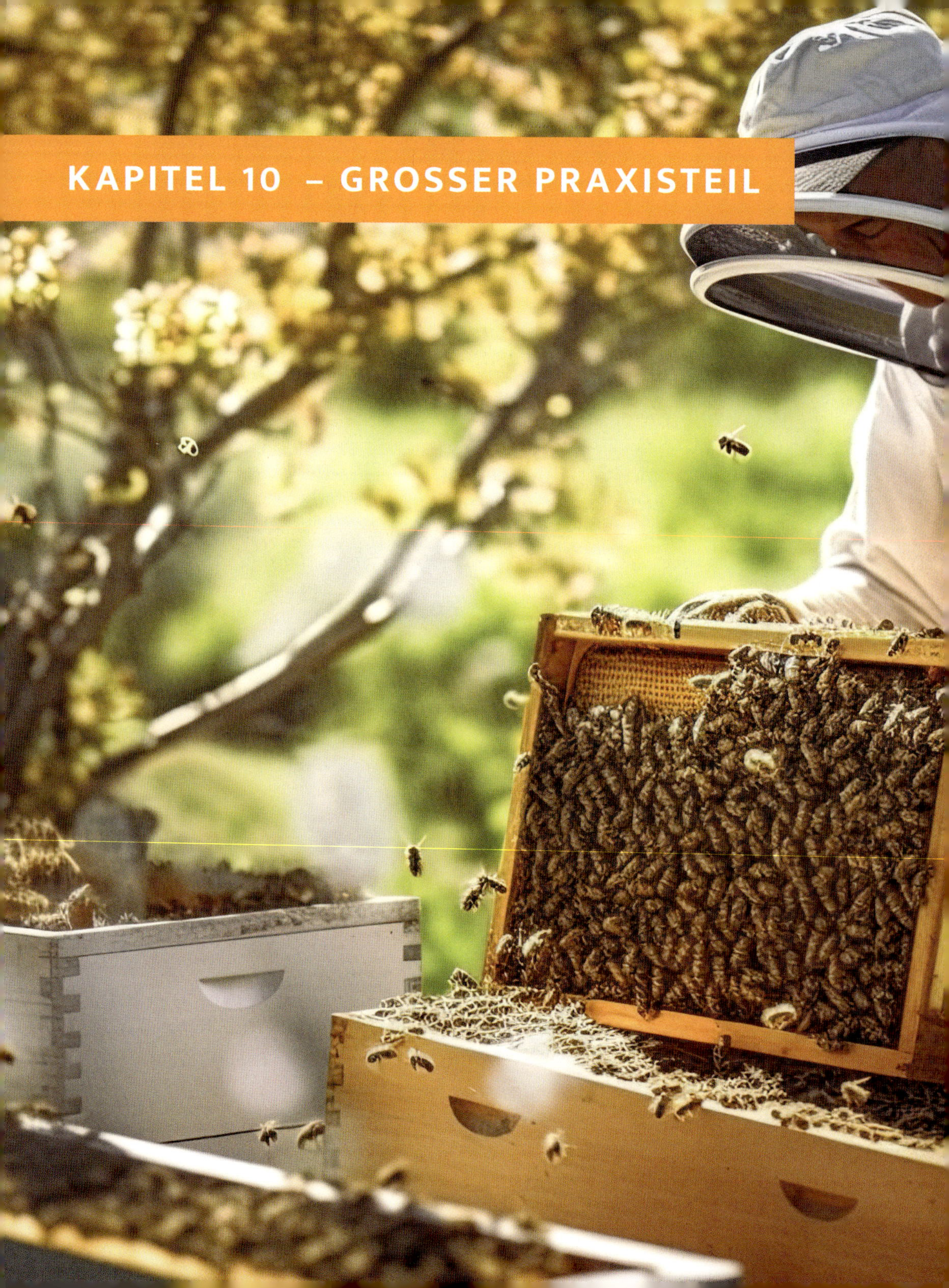

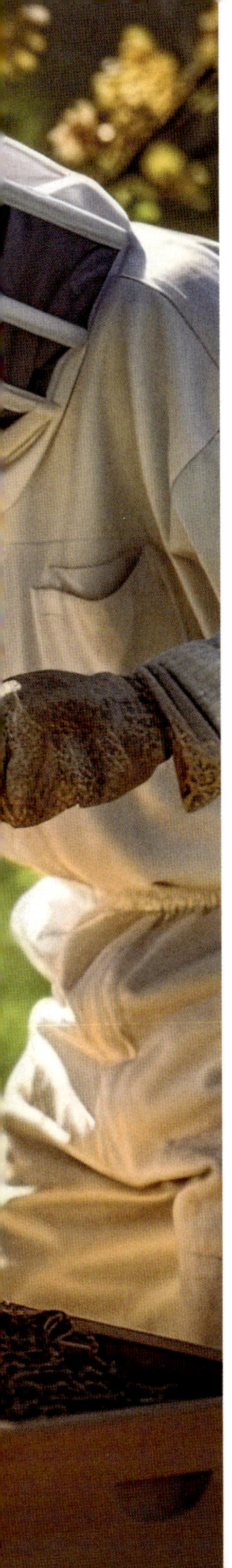

Apitherapie: Wirksam heilen mit Bienenprodukten

Arno Bruder ist Präsident des Deutschen Apitherapie Bundes e. V., war jahrzehntelang Leiter der staatlichen Fachberatung für Imkerei in Oberbayern und ist seit über 60 Jahren Imker mit Leib und Seele. In diesem Interview spricht er über die Erfolge der Apitherapie und die vielen Chancen dieser vollkommen natürlichen Therapieform. Auch beschreibt er, warum für ihn als Imker Bienen und ihre »Schöpfungsprodukte« seit Kindheitstagen magisch, unersetzlich und schützenswert sind – und bleiben. Wie seit Tausenden von Jahren.

Herr Bruder, was bedeutet Apitherapie?
Apitherapie ist abgeleitet von dem lateinischen Namen für Honigbiene, *Apis mellifica*. Hierbei geht es um die Behandlung mit Bienenprodukten wie Honig, Propolis (Bienenharz), Gelée royale, Bienenwachs, Pollen, Bienenbrot und natürlich Bienengift sowie Apilarnil. Dabei handelt es sich um Drohnenbrutextrakt. Eine weitere Behandlung ist die Inhalationsform – das Einatmen von Bienenstockluft.

Wie ist die Therapieform entstanden?
Diese Therapieform entstand voraussichtlich schon in den ersten Tagen der Menschheit. Es gibt jungsteinzeitliche Höhlenzeichnungen, auf denen eine junge Frau abgebildet ist, die einen Baum erklimmt und den Honig entnimmt – also zu einer Zeit vor etwa 10 000 Jahren! Das tat sie damals sicher nicht nur wegen des Honigs, sondern auch wegen der Brut, denn die war ja hochwertige Eiweißnahrung. Dann gibt es zahlreiche Belege von den antiken Hochkulturen, die immer wieder erwähnen, dass Bienenprodukte zur Behandlung verschiedenster Erkrankungen eingesetzt worden sind.

Was wurde damals alles behandelt?
Vor allem ganz normale Erkältungskrankheiten, und das insbesondere mit Honig. Da man aber in kriegerischen Zeiten lebte, gab es immer wieder Hieb- und Stichverletzungen durch Schwerter oder Hellebarden zu behandeln. Da standen dann Wundbehandlungen mit Honig und Propolis im Vordergrund.

Man wusste also damals schon um die antibiotische Wirkung von Propolis?
Ja, das wusste man damals schon. Auch um die Wirkung des Honigs, der ja auch antimikrobielle Eigenschaften besitzt und beispielsweise den römischen Legionären immer wieder bei der Heilung von Wunden geholfen hat.

Für welche Krankheitsbilder wendet man die Apitherapie heute an?
Es gibt eine Untersuchung des leider schon verstorbenen Prof. Dr. Eberhard Bengsch, welche die Anzahl der Krankheiten beschreibt, die mit Bienenprodukten behandelt werden können. Es sind über 800 Krankheiten, auf die mit Bienenprodukten therapeutisch Einfluss genommen werden kann.

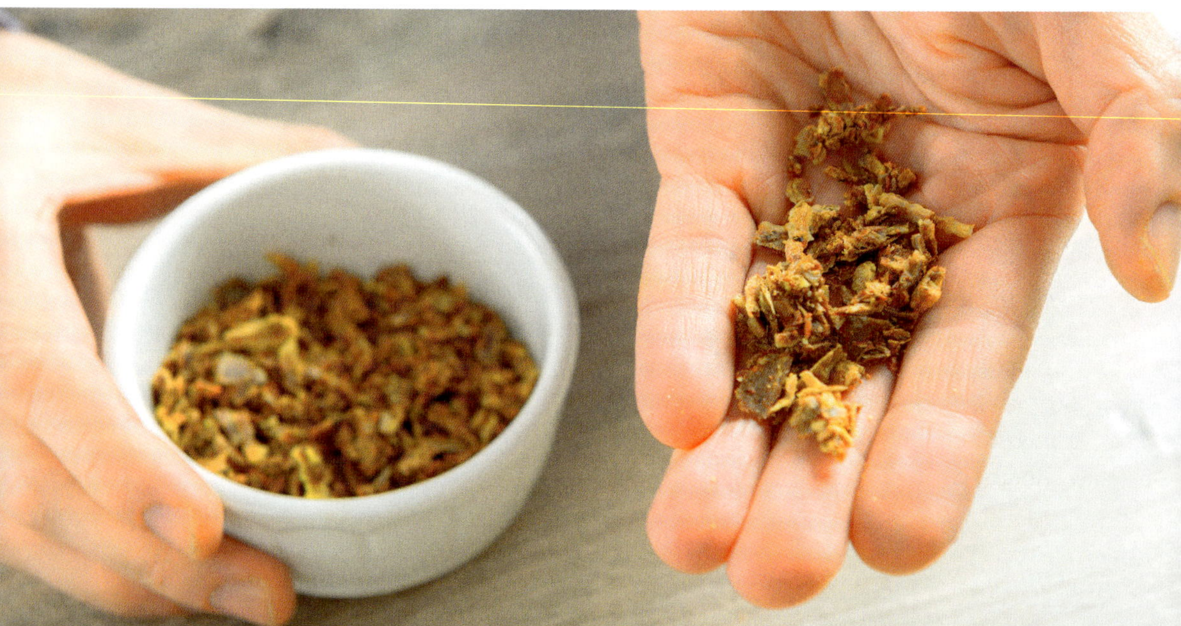

Um welche Krankheiten handelt es sich?
Etwa um die Erkrankungen des Bewegungsapparates, darunter die Großgelenke wie Knie, Schulter oder auch Rückgrat. Da hilft zum Beispiel Bienengift (medizinisch Apitoxin oder Apisin genannt). Dieses wird entweder therapeutisch in Form einer Salbe oder als Injektion angewendet. Aber auch über die Biene selbst, die naturgemäß sticht. Die Biene wird dabei genau an den schmerzenden Bereich angesetzt.

Die Biene wird dabei aber ihr Leben lassen …
Nicht unbedingt, es kommt darauf an, was für eine Methode man bei der Bienenstichapplikation einsetzt. Wenn man ein ultrafeines Drahtgitter verwendet, durch das die Biene stechen kann, wird der Stachel nicht aus dem Abdomen des Tieres herausgerissen.

Welche weiteren Indikationen eignen sich für die Apitherapie?
Ein großes Feld ist die Wundbehandlung mit Honig. Zum Beispiel beim Diabetesfuß, wo sich offene Wunden nicht oder kaum mehr schließen lassen. Da gibt es tolle Erfahrungen, die zeigen, dass die Wunden durch Honiganwendungen nach und nach wieder zuheilen.

Das hört sich nach großen medizinischen Indikationen an, bei denen eine Apitherapie zum Einsatz kommen könnte!
Ja, unbedingt, denn auch bei Hauterkrankungen wie Akne wirkt Honig wirklich hervorragend. Vor etwa 6 Wochen hatten wir im Apitherapie-Zentrum eine Frau mit Hautausschlag zur Therapie. Der Ausschlag war so extrem, dass sie sich nicht mehr unter die Leute traute und nicht mehr am gesellschaftlichen Leben teilnehmen konnte. Sie hatte zudem die große Befürchtung, dass andere sie für ansteckend halten könnten. Da erfolgte der Hilferuf an unsere Institution – wir unterhalten ein großes Netzwerk. Sie erhielt Ratschläge zur Anwendung von Honig, Propolis und anderen Bienenprodukten. Nach 4 Wochen Behandlung war der Hautausschlag verschwunden. Wir haben das bildlich dokumentiert.

Welchen Honig verwenden Sie denn bevorzugt?
In der Regel den aus der eigenen Produktion. Wobei, wenn man die Wahl hat zwischen sogenannten Sortenhonigen, dann ist gerade bei der Wundbehandlung ein Kornblumenhonig optimal. Gott sei Dank gibt es den in Deutschland noch! Vor allem im Osten des Landes liegen viele Kornblumenfelder, sodass wir mit deren Hilfe den »Deutschen Kornblumenhonig« produzieren können.

Das ist toll zu wissen! Herr Tobias Niedenthal von der Würzburger Forschergruppe Klostermedizin berichtete, dass leider 80 Prozent des Manuka-Honigs, der auf den Markt geworfen wird, von minderwertiger Qualität sei.
Ich war selbst zweimal in Neuseeland und weiß daher, dass die neuseeländische Manuka-Honig-Produktion bei 1500 Tonnen liegt. Weltweit werden jedoch 15 000 Tonnen abgesetzt. Ein Großteil dieses Honigs muss also minderwertig, gepanscht oder sogar falsch ausgezeichnet sein.

Und dagegen unser Kornblumenhonig?
Der Kornblumenhonig ist da eine tolle Alternative. Er enthält genauso viel Methylglyoxal wie Manuka-Honig, und wir haben die Möglichkeit, diesen beim Imker direkt zu erwerben, sofern er Kornblumenhonig als Sortenhonig produziert. Unsere Bienenvölker stehen derzeit in großen Kornblumenfeldern in der Uckermark und produzieren den »Manuka-Honig« aus Deutschland. Und ich möchte diese Botschaft auch in Zukunft hypen: Wir brauchen das nicht aus Neuseeland, das haben wir selber!

Noch ein paar Worte zur Bienenstockluft-Inhalation: Wie kann die Luft aus den Bienenstöcken uns Heilung verschaffen?
Das ist ganz einfach: Ein Bienenvolk ist ja ein hochkomplexes soziales System, bei dem ein Rädchen ins andere greift, auch die Arbeitsteilung betreffend. Die Flugbienen bringen von außen alles mit, was das Bienenvolk benötigt – Kohlenhydrate und Mineralstoffe in Form von Nektar oder Pollen oder Honigtau. Diese Stoffe sind

versehen mit hochflüchtigen ätherischen Ölen, also Aromastoffen. Die riechen Sie auch, wenn Sie ein Bienenhaus betreten, vor allem abends, wenn die Bienen den mitgebrachten Nektar und Honigtau trocknen. Diese Stoffe gelangen obligatorisch in den Wasserhaushalt des Bienenstockes hinein. Um die Produkte haltbar zu machen, muss der Wassergehalt reduziert werden. Die hochflüchtigen Stoffe werden von den Bienen aus dem Bienenstock hinausgefächert – will heißen, die Bienen wollen das Zuviel an Wasser und Flüssigkeit unbedingt loswerden, da es dem Bienenstock schadet.

Das heißt, die Bienen trocknen ihre eigenen Produkte, die sie für das Wohl des Bienenstocks benötigen?

Genau. Und diesen Effekt nutzen wir, indem wir – vereinfacht ausgedrückt – auf das Bienenvolk einen Trichter setzen, den wir mit einem kleinen Absauger verbinden. Dieser zieht die Luft an und kanalisiert sie in einem Schlauch, der zur Atemmaske der Patientin oder des Patienten führt. So lassen sich diese Stoffe einfach inhalieren.

Wie geht es den Patientinnen und Patienten mit dieser Therapie?

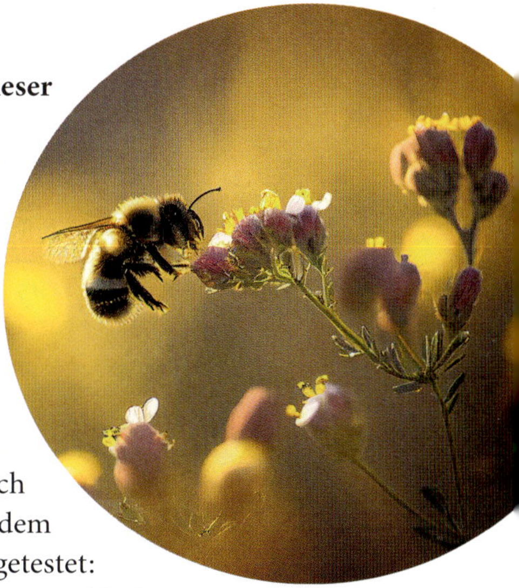

Nach 10 Minuten merkt man schon, wie die Leute ganz anders atmen, viel befreiter und so viel tiefer. Das schlägt sich in den oberen Atemwegen nieder und geht bis in die tieferen Atemwege. Deshalb kann die Bienenstockluft-Inhalation bei Bronchitis, COPD, Pseudokrupp, Asthma und Allergien helfen. Aber sogar chronische Kopfschmerzen lassen sich mit ihr behandeln. Diese, aber auch Migräneanfälle, lassen sich nachweislich mildern. Einer unserer Pioniere auf dem Gebiet der Apitherapie hatte es selbst an sich getestet: Seine Migräneanfälle wurden unter der Bienenstockluft-Inhalationstherapie weniger und weniger, bis sie irgendwann ganz verschwunden waren.

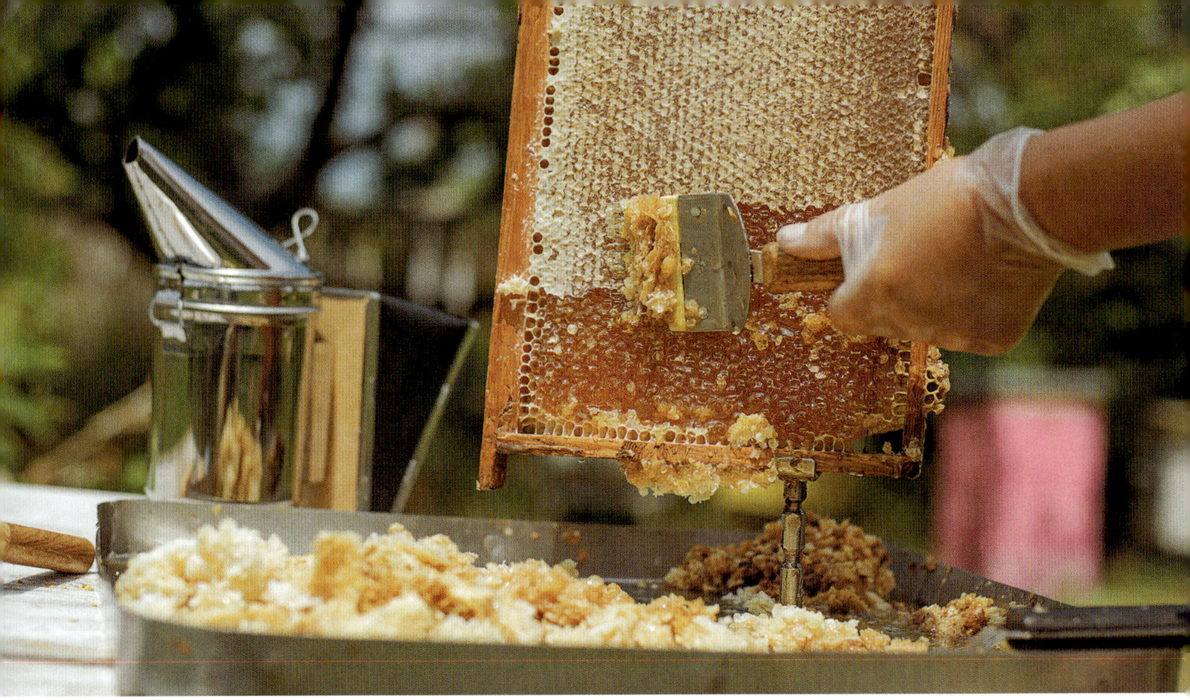

Was würden Sie sich wünschen, um die Apitherapie bekannter zu machen und mehr zu verbreiten?

Ich kenne zahlreiche Schulmediziner, die der Apitherapie sehr skeptisch gegenüberstehen und alles, was mit Honig & Co. zu tun hat, mit einem müden Lächeln abtun. Wir verfügen jedoch über wissenschaftliche Studien, welche die Wirkungsweisen der Apitherapie eindeutig belegen. Außerdem gibt es die vielen Erfolgsgeschichten von Patientinnen und Patienten, die beweisen, dass die Therapie wirksam war, dass sie Linderung und Besserung sowie großenteils Heilung erfahren haben.

Darüber hinaus sollten pharmakologische Studien zu den Pflanzen gemacht werden, welche die Bienen verwenden.

Bienen werden seit Jahrtausenden verehrt. Was macht sie so magisch?

Bienen waren für die Menschen zu allen Zeiten magisch. Schon die Pharaonen hatten die Biene zu ihrem Zeichen auserkoren. Berühmt sind auch die Krönungsmäntel und Schleppen von Napoleon I., in die überall goldene Bienen eingestickt waren. Wie auch in die Teppiche, Wandbehänge und Banner. Bienen waren also auch immer ein Zeichen der Herrschenden. Die Mystik leitet sich auch davon ab, dass Bienen ein hochkomplexer Organismus sind, der die Menschen fasziniert und sie mit allen Sinnen anspricht. Wie auch die Vorgänge im Bienenvolk, die einem oft Rätsel aufgeben, aber auch die Wunder der Natur widerspiegeln. Zum Beispiel, dass die Königin bis zu 5 Jahre alt werden kann, die Arbeitsbiene jedoch im Sommer nur 4 Wochen lebt.

Faszinierend ist auch das Verhalten eines Bienenschwarms, der gelenkt wird durch bestimmte Duftstoffe. Oder die sogenannte Bienendemokratie. Wann immer ein Bienenvolk auszieht, um einen neuen Kasten zu beziehen, werden zuerst Späher ausgeschickt, die das Wohnungsangebot im Umkreis von 3 bis 4 Kilometern prüfen und sich dann auf ein Domizil einigen. Aber es darf bei der Wahl um den endgültigen neuen Standort nur derjenige »mitsprechen«, der die anderen Wohnungen auch wirklich besichtigt hat.

Was können wir tun, um die Bienen zu schützen?
Wenn eine Biene einkaufen würde, würde sie nur Bio wählen. Damit verbunden ist bekanntlich ein deutlich reduzierter Einsatz von Pestiziden, die das Überleben dieser wertvollen und faszinierenden Tiere gefährden. Das ist ein ganz wichtiger Grund – auch zur Aufrechterhaltung unserer Lebenselemente.

Im Kleinen bedeutet das, dass man die Vorgärten und Gärten, die man vielleicht hat, nicht mit englischem Rasen versehen muss. Man kann zudem Projekte, die im Umweltbereich etabliert sind, mit Spenden fördern und unterstützen. Man kann im Frühjahr bei Pflanzaktionen mitmachen, um auf diese Weise für mehr und mehr Biodiversität in der Umwelt zu sorgen.

Und vor allem lohnt es, sich mit Bienen zu beschäftigen. Es macht Spaß, es bringt Lebensfreude, und die Bienenprodukte schaffen wirklich eine Lebensveränderung und Lebensverlängerung.

Können wir also gemeinsam mit den Bienen die Welt verändern? Und dabei gesund alt werden? Den Kindern, Enkeln und Urenkeln einen wunderschönen Planeten hinterlassen, auf dem es sich leben lässt? Imkerinnen und Imker wissen, dass dieser Plan funktioniert. Mütter und Väter auch. Verantwortungsvolle Politikerinnen und Politiker ebenso. Warum dann nicht einfach gemeinsam handeln?

KAPITEL 11 – GROSSER PRAXISTEIL

Was macht einen guten Essig aus?

	schlechte Qualität	gute Qualität
1. Rohstoff	Für schlechten Essig werden meist „Abfallprodukte" verwendet; sprich z. B. Wein, der nicht mehr verkaufbar ist.	Der Produzent achtet darauf, dass das Obst, das Gemüse bzw. der Wein von guter Qualität und voller Aromen ist.
2. Zutaten	Dem eigentlich reinen Essig werden Zusatzstoffe hinzugefügt, um die Konsistenz, die Farbe und den Geschmack zu verbessern. Zu diesen gehören: Zucker, Zuckercouleur, Aromen oder Farbstoffe.	Ein guter Essig ist ein reiner Gärungsessig: Das heißt, der Essig besteht nur aus dem Ausgangsprodukt (z. B. Äpfel, Weißwein, Tomate). Er enthält keinerlei Zusatz- oder Konservierungsstoffe.
3. Herstellung	Bei billigem Essig ist Zeit = Geld. Mit Hilfe von modernen Maschinen und Zusätzen (wie Zucker) wird versucht, den Essig möglichst schnell und kostengünstig herzustellen.	Auch ein Hersteller von gutem Essig kann moderne Maschinen einsetzen. Diese sind aber nicht für die Effizenz – sondern die Qualitätssteigerung.
4. Reifung	Ein günstiger Essig kommt bereits nach wenigen Wochen nach der Produktion in den Handel.	Ein guter Essig muss ruhen. Deshalb darf er bei Qualitätsproduzenten mindestens ein Jahr in Fässern reifen. So wird die spitze Säure abgemildert und das Geschmacksbild kann sich voll entfalten.
5. Das Resultat: der Geschmack	Geschmacklich sind günstige Essige (ohne den Zusatz von viel Zucker) pur nicht genießbar. Sie schmecken beißend sauer und haben wenig von den Aromen der Ausgangsfrucht bzw. des -gemüses.	In einem guten Essig schmeckt man, die Frucht bzw. das Gemüse, aus dem der Essig gemacht wurde. Gepaart mit der feinen Säure der Essigvergärung hat man ein Würzmittel, das wunderbar in der Küche einzusetzen ist, bzw. auch – z. B. verdünnt mit Wasser – pur schmeckt.

Quelle: *tryfoods.de*

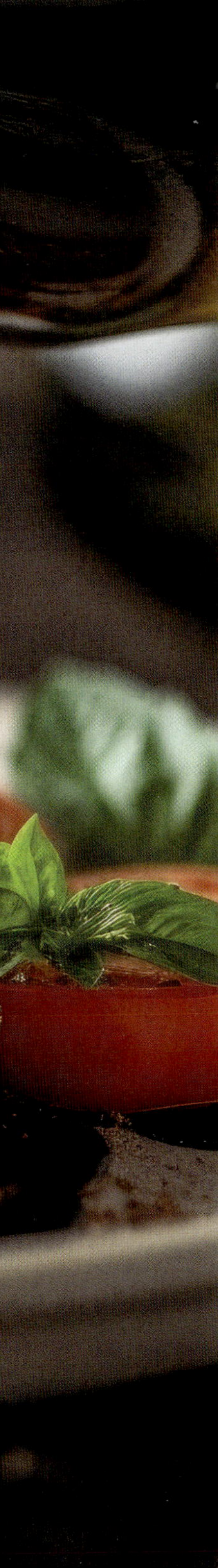

Essig ist nicht gleich Essig

Wer Essig einkaufen möchte, hat die Qual der Wahl. In den Supermärkten sind die Regale voll mit Weinessigen, Apfelessigen, Kräuteressigen, Essigessenzen, Balsamicoessigen und sogar verschiedenen Essig-Öl-Mischungen, die als bereits fertiges Salatdressing angepriesen werden. Für die Herstellung eines hochwertigen Oxymels grenzt sich die Auswahl aber sehr schnell ein. Der verwendete Essig sollte von hoher Qualität und am besten aus Bioanbau sein. Einen solch hochwertigen Essig beziehen Sie am besten in Bioläden, bei regionalen Hofläden, die einem Bauernhof oder einem Kloster angeschlossen sind, oder von Essigmanufakturen.

Besonders wichtig für einen guten Essig ist der verwendete Rohstoff. Aromatische Kräuter und vollreife Früchte beispielsweise verleihen dem Essig ein feines Aroma, das man deutlich herausschmeckt. Minderwertige Rohstoffe hingegen – etwa älterer Wein, der nicht mehr verkauft werden konnte – lassen den Essig einfach nur sauer schmecken.

Auch die Zubereitung ist von großer Bedeutung. Der Essig sollte schonend hergestellt werden und Zeit für die Reifung haben.

Bei hochwertigen Essigen sind Zusatzstoffe wie Zucker, Farb- oder Konservierungsstoffe tabu.

Es lohnt sich also, etwas mehr Geld auszugeben, um ein natürliches Qualitätsprodukt zu erhalten, das die ideale Grundlage für Ihr Oxymelgesundheitselixier bietet.

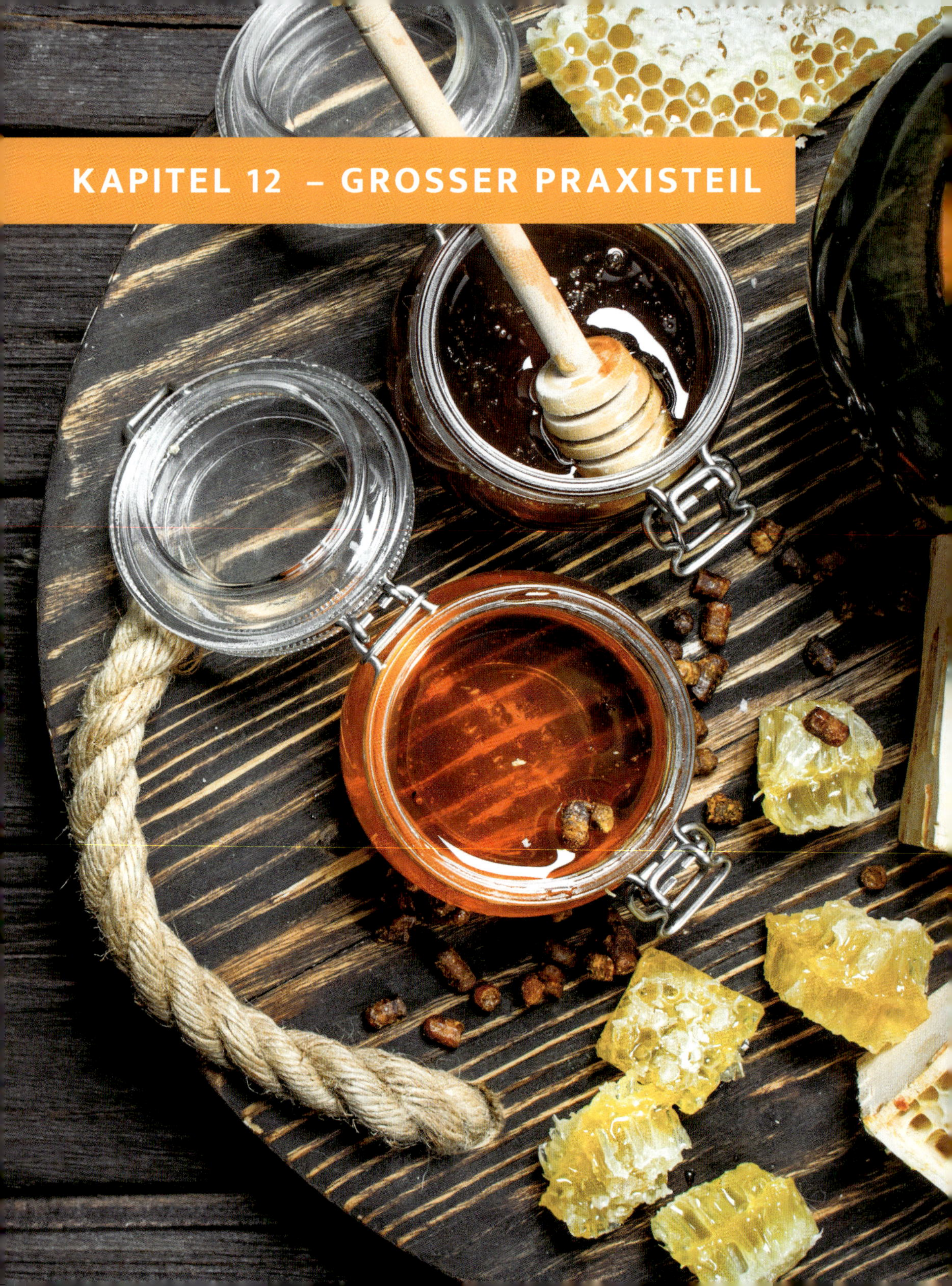

KAPITEL 12 – GROSSER PRAXISTEIL

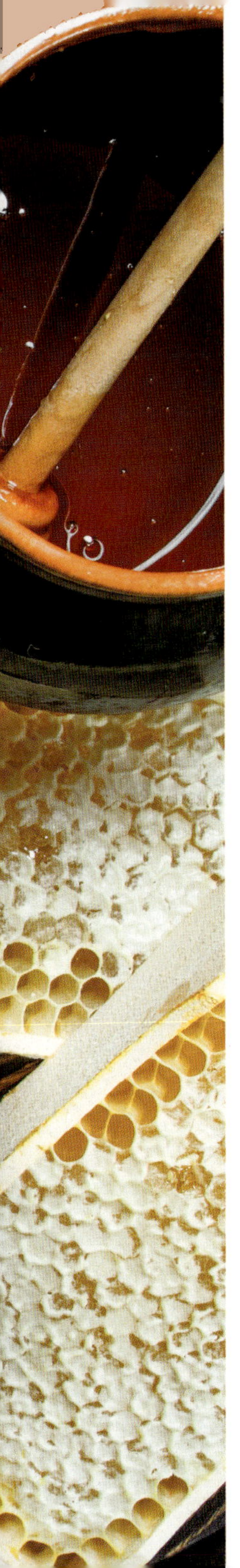

Honig ist nicht gleich Honig

Jeder Honig ist einzigartig und keine Honigernte gleicht einer anderen. Im Wesentlichen unterscheiden sich Honigsorten nach Herkunft, Geschmack und Farbe. Auf der Website *Sommersummen.de* beschreibt Imker Arno Bruder die unterschiedlichen Konsistenzen, die vielfältigen Wirkungen sowie die Farb- und Geschmacksnuancen verschiedener Honigprodukte:

Akazienhonig

Der Honig fürs Müsli und für Teegenießer. Akazienhonig bleibt lange flüssig und sein zarter Geschmack verfälscht nicht das Teearoma. Er wirkt verdauungsfördernd und wird bei Magen- und Darmbeschwerden, Sodbrennen und bei Erkältungskrankheiten empfohlen.

Blütenhonig

Der Honig für kleine und große Kinder. Durch seine streichfähige Konsistenz läuft der Blütenhonig nicht vom Brot und wird gern in der Küche zum Backen und Kochen verwendet. Er wird im Frühjahr als erster Honig geschleudert und stammt überwiegend aus der Obstblüte. Dieser Honig hat eine kräftigende und schmerzlindernde Wirkung und gilt als natürliches Heilmittel gegen Allergien.

Löwenzahnhonig

Der Honig für die seltenen Momente. Die goldgelbe Farbe und sein kräftiges Aroma machen den Löwenzahnhonig zu einer sehr seltenen Geschmackserfahrung. Er schmeckt wie der komprimierte Duft seiner Blüte. Als Heilmittel ist er durch seine blutreinigende Wirkung bei Nierenleiden bekannt. Ebenso unterstützt er die Leber bei ihrer Entgiftungsarbeit.

Sommertrachthonig

Der Honig für Entdecker. Als einer der ersten Honige wird der streichfeste Sommerhonig mit würzigem Geschmack bei der Sommerschleuderung gewonnen. Er enthält stark wechselnde Anteile an Nektar und Honigtau und ist damit von Jahr zu Jahr in Farbe und Geschmack unterschiedlich.

Lindenhonig

Der Honig für die scharfe Versuchung. Das würzige Aroma mit einem Hauch von Menthol sorgt für einen pikanten Nachgeschmack auf der Zunge. Dieser charakteristische hellbraune Honig kandiert erst spät.

Tannenhonig

Der Mercedes unter den Honigen. Als absolute Rarität und Besonderheit unter den dunklen Honigen ist der Tannenhonig ein Juwel. Tannenhonig entsteht nicht aus Blütennektar, sondern aus den Ausscheidungen von Pflanzenläusen, dem »Honigtau«. Er besitzt einen kräftigen, würzigen Geschmack mit harzigen Aromen und

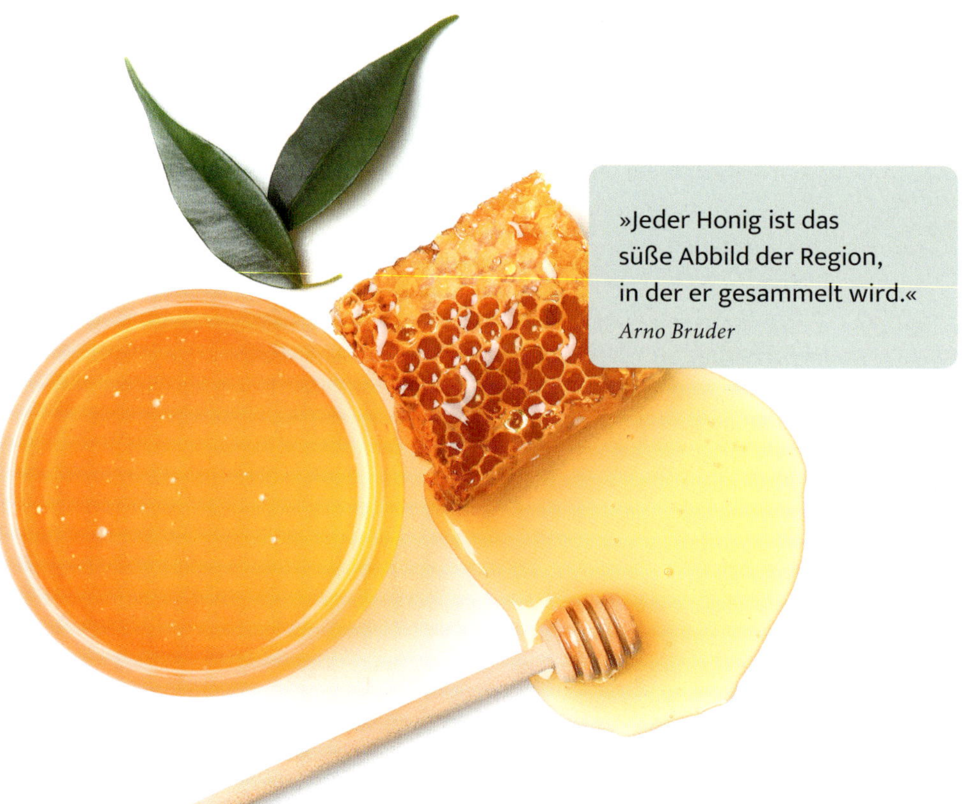

»Jeder Honig ist das süße Abbild der Region, in der er gesammelt wird.«
Arno Bruder

einer unverkennbaren Tannennote. Als Waldhonig hat er mehr Säure und schmeckt daher auch weniger süß als Blütenhonig. Allerdings wird er immer seltener, weil der Honigtau der Weißtanne nur alle 2 bis 3 Jahre »geerntet« werden kann.

Kastanienhonig

Der Honig für absolute Kenner. Sein leicht bitterer Nachgeschmack ist vielleicht nicht jedermanns Sache, aber wer es herb mag, liebt ihn.

Waldhonig

Waldhonig entstammt dem Honigtau zahlreicher Baumarten mit leichten Blütenanteilen und ist dickflüssig. Seine Farbe ist in der Regel dunkel bis bräunlich, mit würzigem Geschmack. Er ist mineralstoffreich und wirkt bei Erkältungen und Nervosität.

Von der Qualität hochwertigen Imkerhonigs

Der Deutsche Imkerbund e. V. (Adresse im Anhang) wacht über die Qualität und die Reinheit des Honigs. Zum Label »Echter Deutscher Honig« finden sich auf der Website des Bundes interessante Informationen: »Seit 1925 steht das Markenzeichen Echter Deutscher Honig für ein außergewöhnliches Produkt direkt aus Mutter Natur. Seine wertvollen Inhaltsstoffe, seine naturverbundene Gewinnung und sein hervorragender Geschmack garantieren Ihnen Genuss auf höchstem Niveau. Was drauf steht, ist auch drin – nämlich Honig nur aus deutschen Landen.« Nur besonders schonend hergestellter Honig darf das Gütezeichen »Echter Deutscher Honig« tragen. Dem Honig dürfen dabei keine honigfremden Stoffe zugesetzt und keine honigeigenen Stoffe entzogen werden.

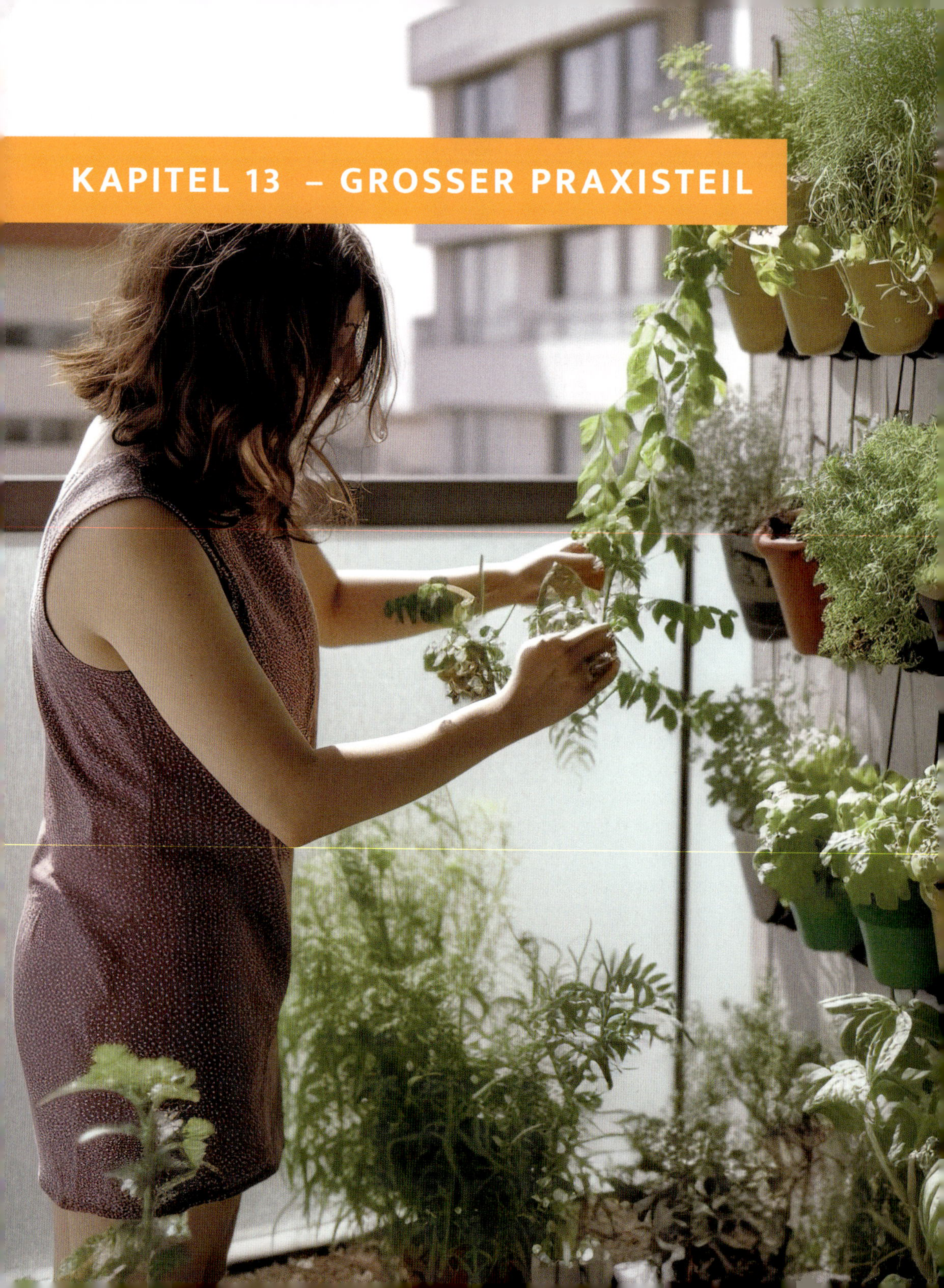

KAPITEL 13 – GROSSER PRAXISTEIL

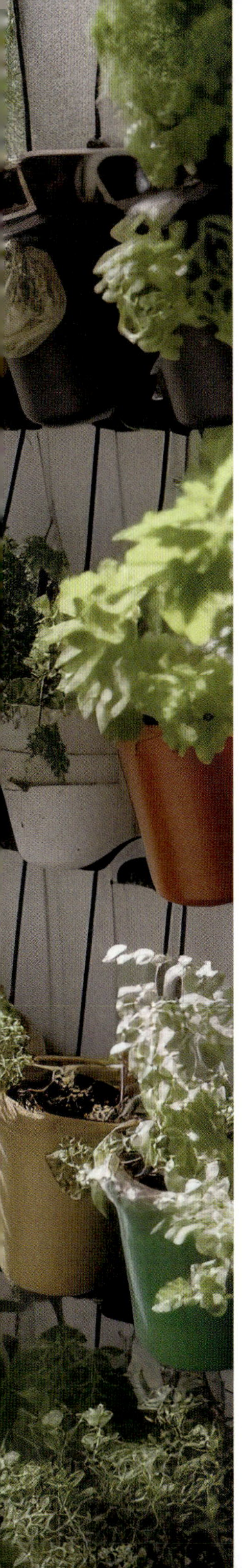

Heilpflanzen für Oxymel compositum selbst ziehen, sammeln oder kaufen

Wer im Garten viel Platz hat, kann sich glücklich schätzen, denn dann lassen sich viele heimische Heilpflanzen selbst ziehen, die auf gutem Boden sowie mit Licht und Luft optimal gedeihen können. Bewährt zum Anbau im eigenen Garten haben sich sämtliche Küchenkräuter wie Schnittlauch, Petersilie, Dill und Liebstöckel, aber auch Thymian, Salbei, Rosmarin, Majoran, Oregano, Pfefferminze und Melisse. Bei weniger Platz lassen sich diese Pflanzen aber auch gut in Töpfen und Kästen auf dem Balkon oder der Terrasse ziehen. Strauchgewächse wie Malve, Lavendel, Schafgarbe oder Johanniskraut eignen sich nicht nur als Heilpflanzen für Tees und andere Zubereitungen, sondern sind mit ihren schönen Blüten auch ein echter Blickfang und eine Zierde.

Wer in ländlicher Umgebung lebt, hat die Möglichkeit, Wildkräuter in freier Natur zu sammeln, so etwa Löwenzahn, Spitzwegerich, Quendel, Beifuß oder Brennnessel. Wer aus der Stadt kommt, kann sich mit Sammelgruppen zusammentun und geeignete Plätze gemeinsam aufsuchen. Achten Sie darauf, dass diese Orte nicht belastet sind, und meiden Sie Wildpflanzen neben stark befahrenen Straßen oder gedüngten Feldern. Auch stark frequentierte Parks, Hundewiesen oder Weiden sind keine geeigneten Sammelorte und sollten tabu sein.

Beim Kauf von Heilpflanzen gibt es ebenfalls ein paar Regeln zu beachten. Wochenmärkte zum Beispiel sind gute Anlaufstellen, um frische Kräuter sowie Gemüse und Obst aus der Region zu bekommen. Kaufen Sie am besten Ihre Heilpflanzen in Bioqualität und aus fairem Handel. Reformhäuser bieten häufig eine gute Auswahl an spezielleren Heilpflanzen, vor allem in getrockneter Form. Und natürlich lassen sich die meisten Heilpflanzen auch über Apotheken beziehen.

KAPITEL 14 – GROSSER PRAXISTEIL

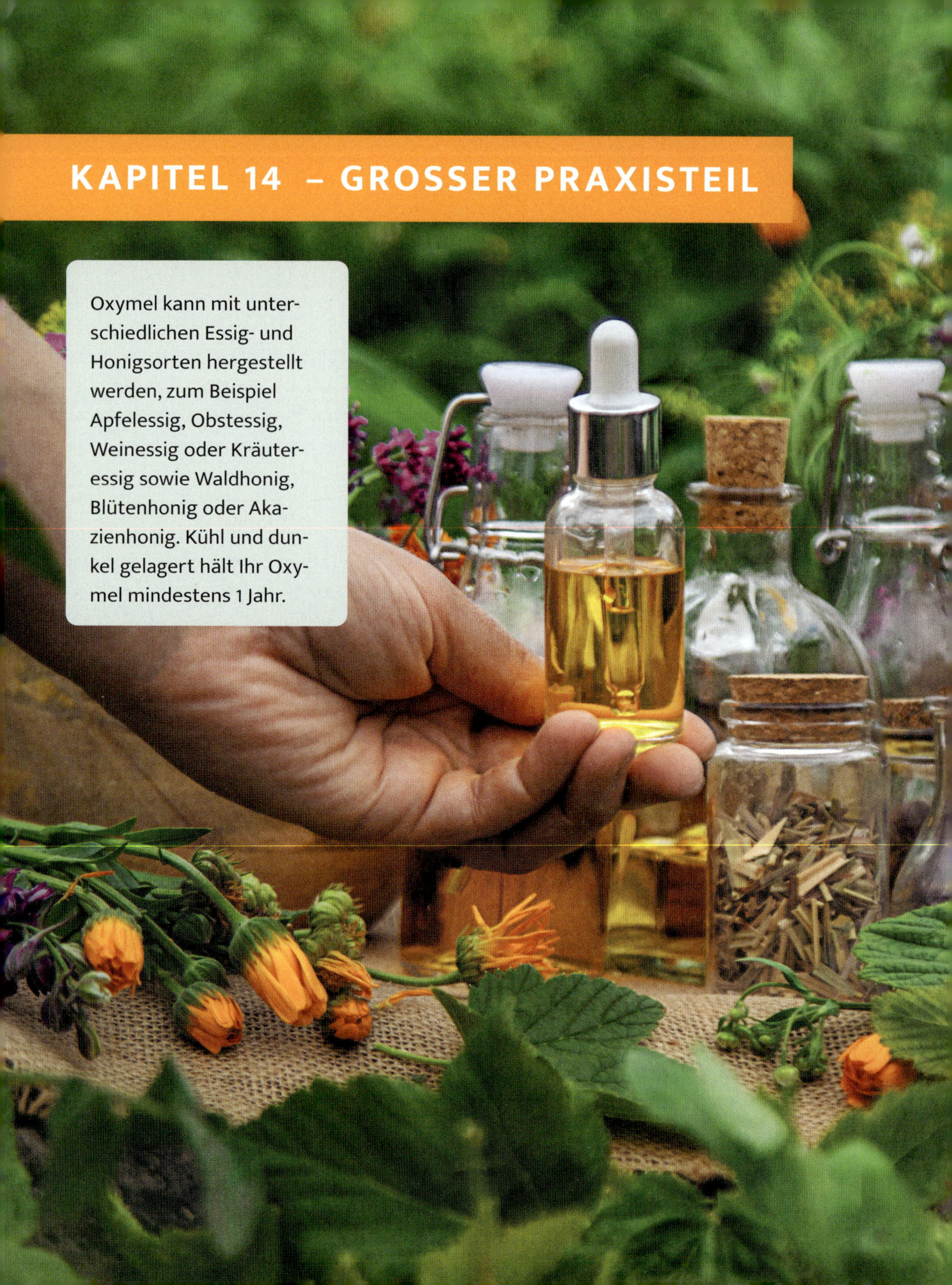

Oxymel kann mit unterschiedlichen Essig- und Honigsorten hergestellt werden, zum Beispiel Apfelessig, Obstessig, Weinessig oder Kräuteressig sowie Waldhonig, Blütenhonig oder Akazienhonig. Kühl und dunkel gelagert hält Ihr Oxymel mindestens 1 Jahr.

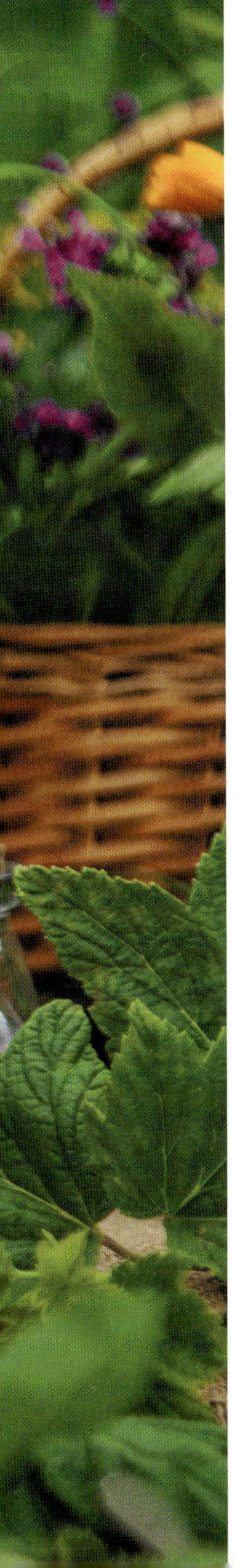

Tinkturen, Heilsirupe, Kräutertees & Co.

Hier finden Sie das Grundrezept von Oxymel sowie Heilpflanzentees für verschiedenste innerliche und äußerliche Anwendungen. Die empfohlenen Heilpflanzen, die auch Pfarrer Kneipp zu seiner Zeit einsetzte, lassen sich sehr gut mit Oxymel simplex kombinieren. So kann beispielsweise Thymian für die Zubereitung eines Hustentees, aber auch als Thymian-Oxymel verwendet werden, um den Hustenreiz zu lindern. Das gilt auch für Melisse und Lavendel zur Beruhigung oder Kümmel und Pfefferminzblätter gegen Verdauungsbeschwerden. Neben den Teezubereitungen und Kneippanwendungen, die bereits im Praxisteil beschrieben wurden, lernen Sie hier nun einige weitere Teerezepte aus Standardzulassungen und vor allem die Oxymelrezepte kennen, die Sie gegen verschiedenste Beschwerden einsetzen können.

Ihr Oxymelgrundrezept

Für das Grundrezept von Oxymel simplex empfehlen sich drei Teile Honig und ein Teil Essig. Um ein Oxymel compositum herzustellen, fügen Sie einfach einen Teil Ihrer ausgewählten Heilpflanze hinzu. Auch eine Heilpflanzenmischung eignet sich – genau wie bei den Teezubereitungen – hervorragend für ein Oxymel compositum, hier aber bitte ebenfalls nur einen Teil der Mischung beigeben.

Ihre Formel lautet also: drei Teile Honig, ein Teil Essig und ein Teil Heilpflanzen.

Ein Beispiel: 180 Gramm Waldhonig, 60 Gramm Apfelessig und 60 Gramm Wiesenkräutermischung (zum Beispiel Löwenzahn, Brennnessel oder Schafgarbe).

Sie müssen sich aber nicht sklavisch an diese Formel halten. Wer es gerne süß mag, verschiebt das Verhältnis zugunsten des Honigs. Freunde von Saurem geben dem Essig mehr Gewicht. Nur bei den

Heilpflanzen sollten Sie vorsichtig sein und eher niedriger als höher dosieren. Vor allem geschmacksintensive Heilpflanzen und -kräuter wie beispielsweise Salbei können stark hervorstechen und Ihrem Oxymel eine zu herbe oder bittere Note verleihen.

Zubereitung

- Wählen Sie ein Glas, das Sie gut verschließen können, zum Beispiel ein Einmach-, Honig- oder Marmeladenglas, aus.
- Kochen Sie das Glas und den Deckel aus.
- Waschen Sie frisch gepflückte Kräuter unter fließend Wasser; schütteln Sie diese etwas ab und rupfen Sie sie dann mit den Händen kleiner. Getrocknete Kräuter, zum Beispiel aus einer Teemischung, können so belassen werden, wie sie sind.
- Füllen Sie den Honig und den Essig in das sterile Glas und geben Sie die Kräuter hinzu.
- Mischen Sie Honig, Essig und Kräuter gut durch, am besten mit einem Löffel oder einem Stab, der ebenfalls abgekocht wurde.
- Verschließen Sie das Glas. Bei einem Deckel aus Metall bitte noch ein Stück Klarsichtfolie dazwischen legen, damit der Deckel nicht von der Säure des Essigs angegriffen werden kann.
- Schütteln Sie alles gut durch und stellen Sie das Glas an einen dunklen Platz.
- Lassen Sie die Mischung 2 bis 4 Wochen ziehen und schütteln Sie sie immer mal wieder etwas durch.

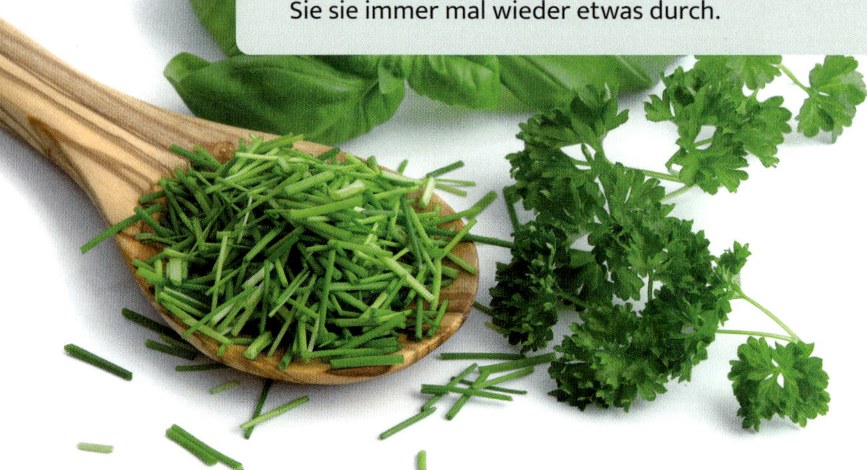

Wenn Ihr Oxymel bereit zum Verzehr ist, können Sie die Kräuter abseihen oder – je nach Vorliebe – auch drin lassen.

Ihr Oxymelgrundrezept für Cremes, Salben und Balsame

Das benötigen Sie an Grundstoffen:

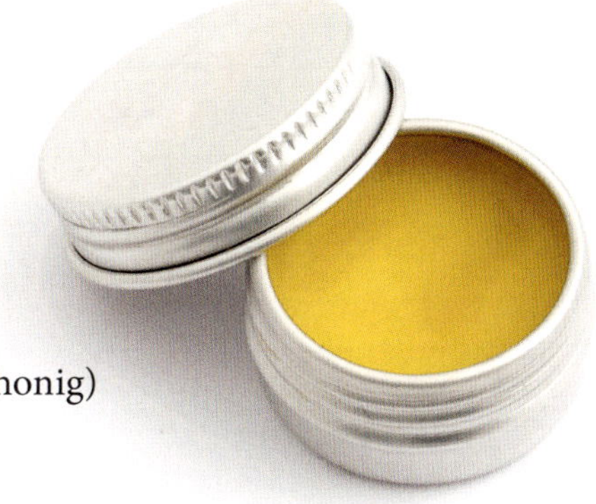

40 ml Öl
(zum Beispiel Johanniskrautöl, Mandelöl)
4 g Bienenwachs
(oder veganes Carnaubawachs)
4 g Honig (zum Beispiel Blütenhonig, Waldhonig)
4 g Essig (bevorzugt Apfelessig)

Zubereitung

- Füllen Sie alle Zutaten in einen durch Abkochung gut gereinigten Glasbehälter und mischen sie gut durch.
- Stellen Sie den Behälter in ein Wasserbad mit einer Temperatur von circa 60 Grad Celsius.
- Warten Sie bis sich das Wachs aufgelöst hat, und rühren dann gut um.
- Zur Prüfung der Konsistenz lassen Sie ein paar Tropfen auf einem Teller erkalten.
- Geben Sie je nach Konsistenz Öl oder Wachs zu.
- Nehmen Sie die Mischung aus dem Wasserbad und lassen Sie sie auf Handwärme abkühlen.
- Geben Sie ein paar Tropfen ätherisches Öl für einen gewünschten Duft zu und vermischen Sie das Ganze.
- Füllen Sie die Salbe in einen kleinen Salbentiegel und verschließen ihn gut, sobald sie abgekühlt ist.

Tipp: Für eine geschmeidigere Creme, die sich gut verstreichen lässt, können Sie den Anteil an Wachs reduzieren und Sheabutter oder Kakaobutter dazugeben. Experimentieren Sie mit den Zutaten, bis Sie Ihre Lieblingssalbe gefunden haben. Achten Sie beim gesamten Herstellungsprozess auf höchste Hygiene. Behälter, Löffel, Spatel, Deckel und so weiter sollten gut gereinigt und desinfiziert sein. Dafür eignet sich beispielsweise Alkohol.

Heilpflanzentees: Perfekt kombiniert mit Oxymel

Eine wunderbare Variante zum Oxymel, das Heilpflanzen beinhaltet, ist die Verbindung von Oxymel simplex mit Heilkräutertees. Hier müssen Sie gar nicht lange warten und können schon nach nur wenigen Minuten Ihren Oxymelheilkräutertee genießen. Sauersirup und Heilpflanzentees passen prima zusammen; das Getränk ist sowohl warm als auch kalt sehr schmackhaft und kann zudem noch mit Mineralwasser zu einer Oxymel-Kräutertee-Schorle verdünnt werden.

Im Folgenden erhalten Sie umfassende Informationen über die verschiedenen Teezubereitungen sowie zahlreiche bewährte Teerezepte, mit denen sich auf sanfte Weise Beschwerden lindern lassen. Diese Informationen stammen aus Studienmaterial, das der Arzt, Phytotherapeut, Kneippexperte und Dozent Dr. Hartmut Dorstewitz Ärztinnen und Ärzten im Rahmen einer Weiterbildung für die Zusatzbezeichnung Naturheilverfahren zur Verfügung stellt.

Die drei Möglichkeiten der Teezubereitung

Aufguss (Infus)

Zur Herstellung eines Teeaufgusses werden die zerkleinerten Pflanzenteile mit kochendem Wasser übergossen und circa 10 Minuten bedeckt stehen gelassen.

Man kann den Aufguss innerlich, warm oder kalt, gesüßt oder pur, verwenden, aber auch äußerlich zur Einreibung oder zum Tränken von Auflagen.

Abkochung (Dekokt)

Hier handelt es sich um einen wässrigen Pflanzenauszug, bei dem das Pflanzenmaterial, zumeist feste Drogen wie Hölzer, Rinden und Wurzeln, mit kaltem Wasser von unterschiedlicher Dauer angesetzt und für circa 10 bis 30 Minuten zum Kochen gebracht wird.

Man kann den Absud innerlich und äußerlich – beispielsweise zum Tränken von Umschlägen – verwenden.

Kaltauszug (Mazerat)

Die Pflanzenteile werden mit Wasser oder Alkohol übergossen und einige Zeit bei Zimmertemperatur stehen gelassen. Danach wird der Auszug abgesiebt.

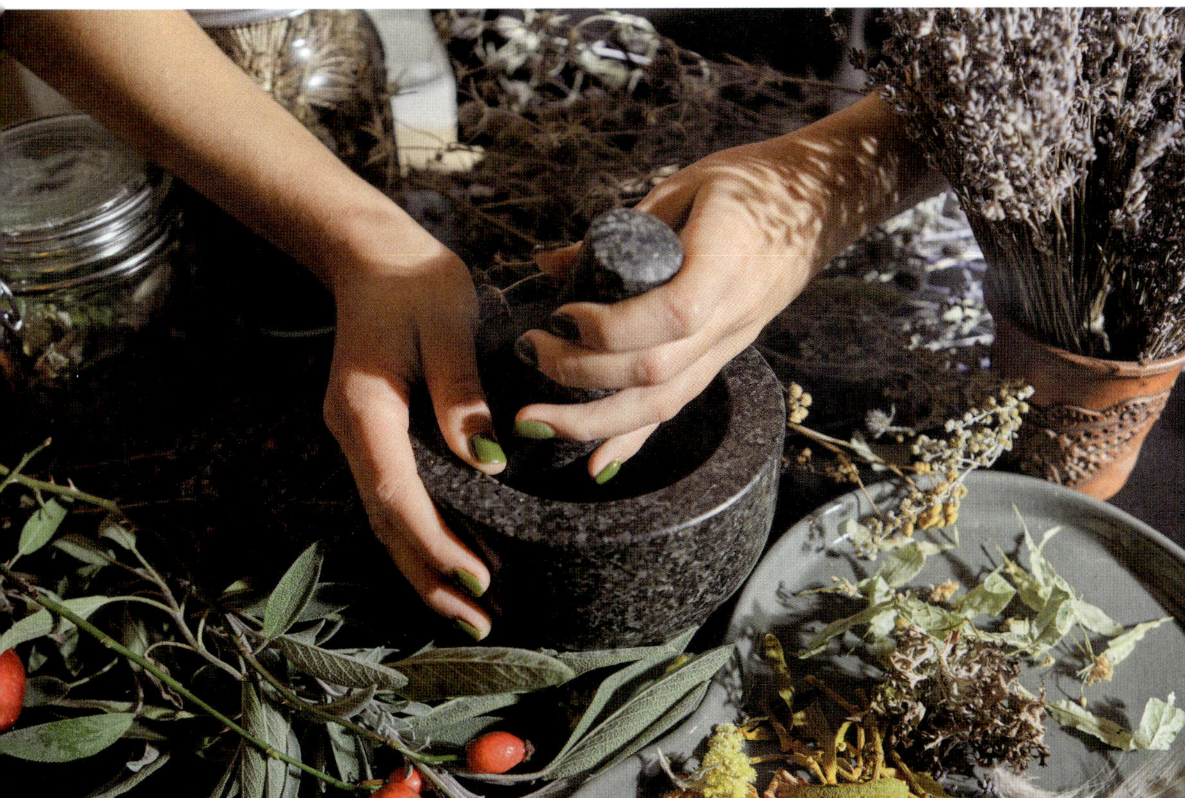

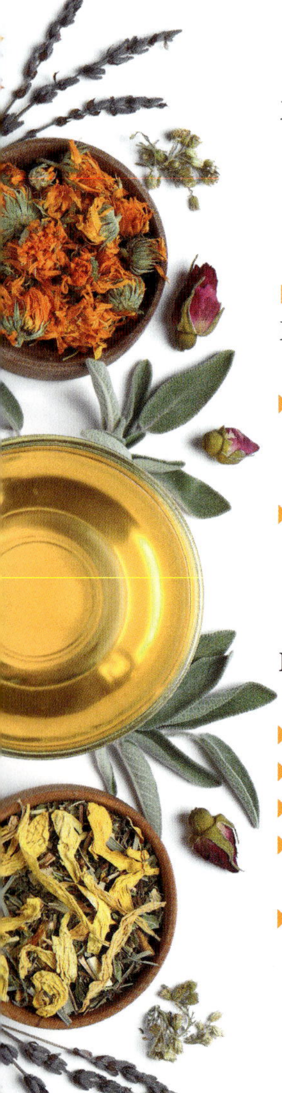

Man kann den Auszug kalt oder aufgewärmt sowohl innerlich als auch äußerlich verwenden.

Infus	Heißer Aufguss *1 Teelöffel* *5 Minuten*	Blatt, Kraut, Blüten
Dekokt	Abkochung *90 Grad Celsius* *30 Minuten*	Holz, Wurzel, Rinde
Mazerat	Kaltwasserauszug *8 Stunden ziehen lassen* *Aufkochen*	Leinsamen, Mistel, Sennesblätter

Praktische Tipps für die Teezubereitung

Es gibt zwei Möglichkeiten, den Tee herzustellen:

- **Frischpflanzenaufguss:** besonders vorteilhaft in Geschmack, Aroma und Wirkung.

- **Aufguss mit getrockneten Kräutern, sogenannten Teedrogen:** erheblicher Wirkstoffverlust, aber vorteilhaft, da ganzjährig verfügbar.

Das Wasser ist wichtig:

- Vorzugsweise weiches, kalkarmes Trinkwasser (kein Mineralwasser!)
- Wasser nur kurz aufkochen!
- 2 bis 3 Minuten abkühlen lassen auf circa 90 Grad Celsius
- Teegut lose, nicht in einen Filter oder Sieb »eingesperrt«, in das Aufgussgefäß einlegen
- Während der Ziehzeit abdecken

Die Ziehzeit ist abhängig von der Pflanze:

- In der Regel 5 bis 10 Minuten bei Teedrogen
- Circa 3 Minuten bei Frischpflanzen
- Früchte circa 15 Minuten
- Rinden und Wurzeln in der Regel 15 Minuten auf kleiner Flamme köcheln

Standardzulassungen von Teerezepturen

Eine Standardzulassung stellt bestimmte Arzneimittel von der Zulassungspflicht frei. So lässt sich eine gewisse Vielfalt an Teerezepturen erhalten, ohne dass für jede einzelne Mischung eine neue klinische Studie notwendig ist.

Standardzulassung Erkältungstee

Holunderblüten 30 g
Lindenblüten 30 g
Mädesüßblüten 20 g
Sonstige Bestandteile:
Hagebuttenschalen 20 g

Anwendungsgebiete: fieberhafte Erkältungskrankheiten, bei denen eine Schwitzkur erwünscht ist.

Standardzulassung Brusttee

Anis 15 g
Süßholzwurzel 25 g
Eibischwurzel 25 g
Eibischblätter 35 g

Anwendungsgebiete: zur Reizlinderung bei Schleimhautentzündungen der oberen Luftwege und damit verbundenem trockenen Husten.

Standardzulassung Hustentee

Eibischwurzel 25 g
Bitterer Fenchel 10 g
Isländisch Moos 10 g
Spitzwegerichkraut 15 g
Süßholzwurzel 10 g
Thymian 30 g

Anwendungsgebiete: bei Anzeichen von Bronchitis sowie bei Katarrhen der oberen Luftwege.

Standardzulassung Magentee

Enzianwurzel 20 g
Pomeranzenschale 20 g
Tausendgüldenkraut 25 g
Wermutkraut 25 g
Zimtrinde 10 g

Anwendungsgebiete: bei Magenbeschwerden, etwa aufgrund mangelnder Magensaftbildung; zur Appetitanregung.

Standardzulassung Magen- und Darmtee

Baldrianwurzel 25 g
Kümmel 25 g
Pfefferminzblätter 25 g
Kamillenblüten 25 g

Anwendungsgebiete: bei Beschwerden wie Völlegefühl, Blähungen, leichten krampfartigen Magen-Darm-Störungen, nervösen Herz-Magen-Beschwerden.

Standardzulassung Gallentee I

Kümmel 10 g
Javanische Gelbwurz 20 g
Löwenzahn 30 g
Mariendistelfrüchte 20 g
Pfefferminzblätter 20 g

Anwendungsgebiete: zur Unterstützung bei der Behandlung von nichtentzündlichen Gallenblasenbeschwerden und bei Störungen im Bereich des Gallenabflusses; bei Beschwerden im Bereich von Magen und Darm wie Völlegefühl, Blähungen und Verdauungsbeschwerden.

Standardzulassung Gallentee II

Javanische Gelbwurz 15–20 g
Löwenzahn 15–50 g
Pfefferminzblätter 20–40 g
Schafgarbenkraut 10–30 g

Anmerkung: Bei der javanischen Gelbwurz handelt es sich um Kurkuma.

Standardzulassung Blasen- und Nierentee

Birkenblätter 20 g
Queckenwurzelstock 20 g
Riesengoldrutenkraut 20 g
Hauhechelwurzel 20 g
Süßholzwurzel 20 g

Anwendungsgebiete: zur Erhöhung der Harnmenge bei Katarrhen im Bereich von Niere und Blase; zur Vorbeugung von Harngrieß und Harnsteinbildung.

Standardzulassung »Katertee« nach Dr. Fischer

Tausendgüldenkraut 70 g
Pfefferminzblätter 20 g
Süßholzwurzel 10 g

Anwendungsgebiete: Für eine Tasse »Katertee« einen gehäuften Teelöffel der Mischung mörsern – so wird der Geschmack noch intensiver. Mit heißem Wasser übergießen, zugedeckt 10 Minuten ziehen lassen, abseihen und genießen.

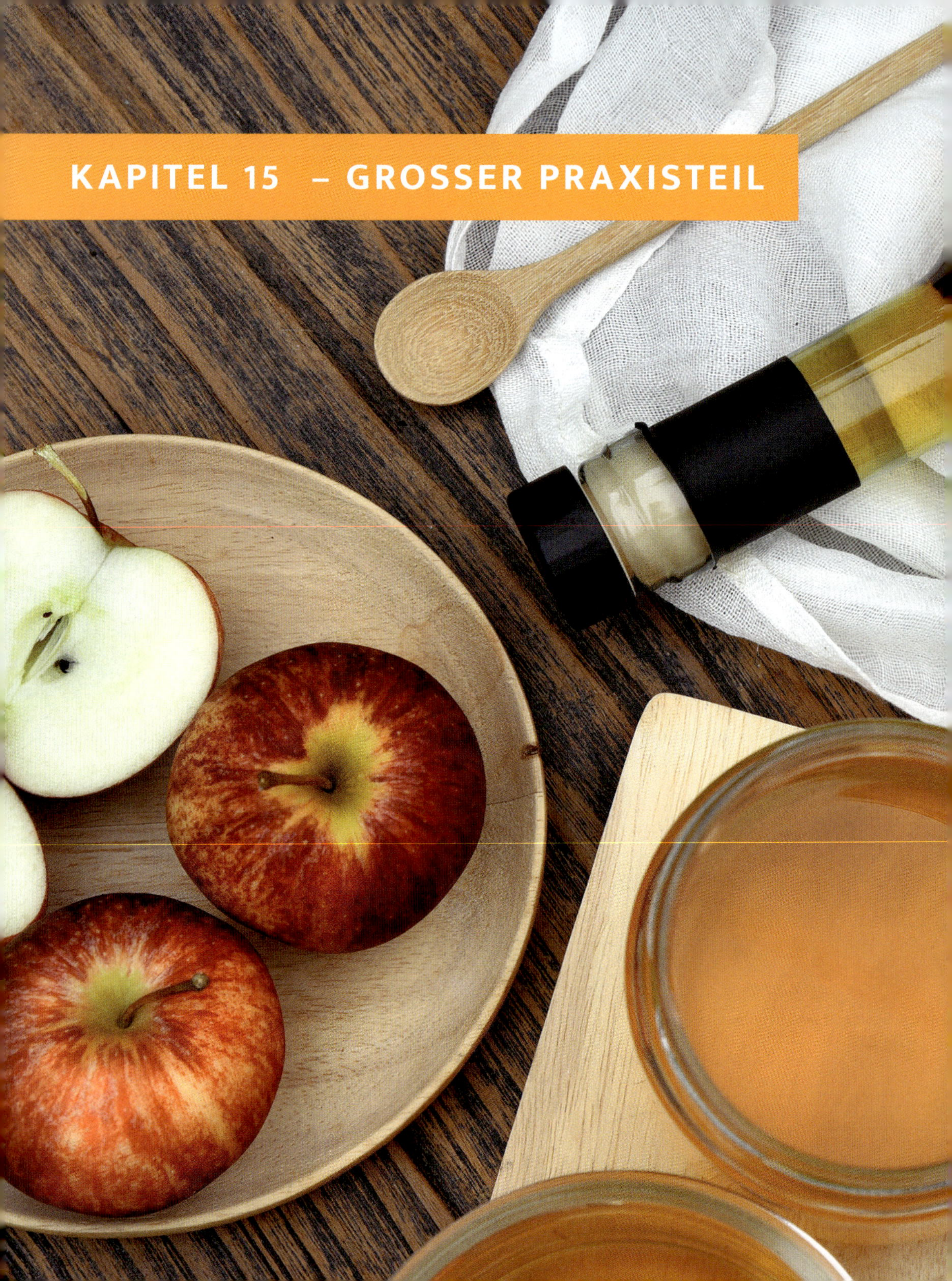

KAPITEL 15 – GROSSER PRAXISTEIL

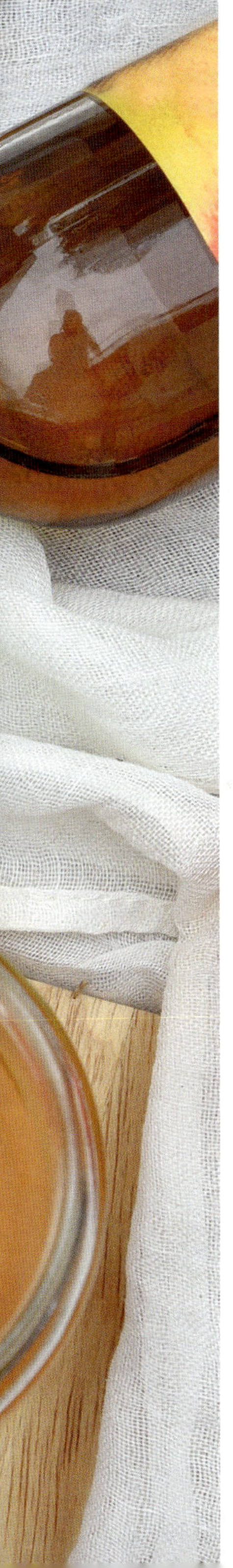

38 Oxymelrezepte im Überblick

Im Folgenden finden Sie alle 38 Oxymelrezepte, die Ihnen im Kapitel über Krankheiten und Beschwerden empfohlen wurden – aufgelistet nach den jeweiligen Rubriken. Sie können die Oxymele als Einzelrezepte zubereiten oder auch mit anderen Rezepturen kombinieren. So eignet sich beispielsweise bei Verdauungsproblemen eine Kombination aus Fenchel- und Kümmel-Oxymel. Auch um bestimmte Geschmacksrichtungen zu erzielen, können Sie unterschiedliche Variationen ausprobieren und mit verschiedenen Pflanzenkompositionen experimentieren.

Was Sie in Ihrem Haushalt vorrätig haben sollten, sind verschließbare Gläser, in die Sie Ihr Oxymel abfüllen können, einen Pürierstab oder Mixer zum Zerkleinern der verwendeten Pflanzen sowie eine Gewürzmühle, mit der Sie Samen wie Kümmel oder Fenchel fein mahlen können. Wer gerne mit den Händen arbeitet, kann sich auch einen Mörser anschaffen.

Frische Blüten und Blätter wie zum Beispiel Kamillen-, Johanniskraut- oder Lavendelblüten sehen im Oxymel sehr hübsch aus und können im Ganzen oder nur leicht zerkleinert hineingegeben werden. Sie können die Pflanzenteile später auch mitessen, diese werden durch den Sauersirup ganz weich und erhalten eine feine Note. Die Pflanzenteile lassen sich aber auch durch ein Sieb ausfiltern, sollten Sie lieber ein reines Oxymel wünschen. Das Aroma der jeweiligen Pflanze bleibt trotzdem erhalten, da es ja in den Sauersirup übergegangen ist. Trockene Kräuter können Sie mit etwas heißem Wasser überbrühen; so entfalten sie ihre Aromastoffe im Oxymel leichter. Die geschroteten oder gemahlenen harten Pflanzenteile wie Wurzeln oder Samen sollten besser im Oxymel belassen werden, denn das Filtern durch ein Sieb gestaltet sich hier eher schwierig, vor allem, wenn die Pflanze zu sehr feinem Pulver vermahlen wurde.

Oxymelzubereitungen sollten stets kühl und dunkel gelagert werden. Oxymele mit frischen Früchten wie Sanddorn, Heidelbeere oder

Himbeere immer im Kühlschrank aufbewahren, da sie so länger haltbar sind. Wenn Sie Ihr Oxymel rasch verzehren möchten, bietet sich das Zerkleinern im Mixer an, da die Pflanzenwirkstoffe so schneller in den Sauerhonig übergehen.

Aber nun genug der Vorrede. Haben Sie viel Freude und Spaß mit Ihren ganz persönlichen Oxymelkreationen! Alle genannten Rezepturen sind – wie eingangs in diesem Buch schon erwähnt – vollkommen ungiftig und sehr gut verträglich. Und wer weiß, was Sie persönlich noch an wunderbaren Kreationen erschaffen werden …

Kopf und Hals

Salbei-Oxymel

Bevorzugte Pflanzenteile: frische Blüten und Blätter
Wirkung: antiseptisch, antibakteriell, entzündungshemmend
Indikationen: Halsschmerzen, Heiserkeit, Zahnfleischentzündung

Weidenrinden-Oxymel

Bevorzugte Pflanzenteile: zermahlene Weidenrinde (Apotheke)
Wirkung: adstringierend, schmerzlindernd, fiebersenkend
Indikationen: Kopfschmerzen, rheumatische Beschwerden, grippale Infekte

Meerrettich-Oxymel

Bevorzugte Pflanzenteile: frische Meerrettichwurzel
Wirkung: entzündungshemmend, wirksam gegen Viren und Bakterien
Indikationen: Nasennebenhöhlenentzündung, Erkältung, Husten, Blasenentzündung

Propolis-Oxymel-Tinktur

Bevorzugte Substanz: Propolis aus biologischer Gewinnung (Imkerbetriebe, Reformhaus, Apotheke)

Wirkung: entzündungshemmend, antimikrobiell, antibiotisch, wundheilend
Indikationen: Ohrenschmerzen, Infektionen der Haut und Atemwege, Abwehrschwäche, Infektanfälligkeit

Kamillen-Oxymel

Bevorzugte Pflanzenteile: frische Blüten
Wirkung: entzündungshemmend, krampflösend, wundheilend, antibakteriell
Indikationen: Schnupfen, Atemwegsinfekte, Magen-Darm-Probleme, Hautleiden wie Ekzeme, Furunkel

Mädesüß-Oxymel

Bevorzugte Pflanzenteile: frische oder getrocknete Blüten und Blätter
Wirkung: schmerzlindernd, wundheilend
Indikationen: Zahnfleischentzündung, rheumatische Beschwerden, Erkältung

Brust und Lunge

Anis-Süßholzwurzel-Oxymel

Bevorzugte Pflanzenteile: Anisfrüchte, Süßholzwurzel (Apotheke)
Wirkung: entzündungshemmend, krampflösend, verdauungsstärkend
Indikationen: Atemwegserkrankungen, Asthma bronchiale, Magenprobleme

Thymian-Oxymel

Bevorzugte Pflanzenteile: frisches Thymiankraut, frische Thymianblüten
Wirkung: antientzündlich, antibakteriell, schleimlösend, verdauungsfördernd
Indikationen: Bronchitis, Husten, Erkältungskrankheiten, Verdauungsprobleme

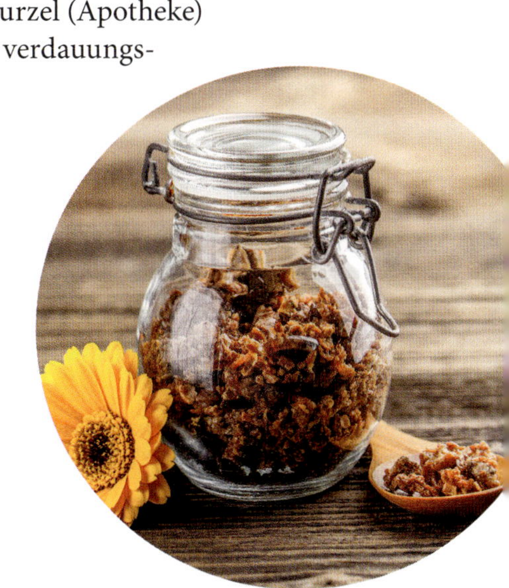

Majoran-Oxymel

Bevorzugte Pflanzenteile: frisches Majorankraut
Wirkung: adstringierend, entzündungshemmend, antibakteriell, wundheilend, verdauungsfördernd
Indikationen: Brustdrüsenreizung, Hautreizungen, Wunden, Blähungen

Spitzwegerich-Oxymel

Bevorzugte Pflanzenteile: frisches Spitzwegerichkraut
Wirkung: reizlindernd, antientzündlich, auswurffördernd
Indikationen: Husten, Atemwegsinfekte, Mundschleimhautreizung

Herz und Gefäße

Kurkuma-Oxymel

Bevorzugte Pflanzenteile: frische Kurkumawurzel, Kurkuma-Gewürzpulver
Wirkung: antioxidativ, entzündungshemmend, gallenflussfördernd, blutverdünnend, entgiftend
Indikationen: Arteriosklerose, Gallen- und Leberschwäche, Verdauungsbeschwerden

Weißdornblüten-Oxymel

Bevorzugte Pflanzenteile: frische Weißdornblüten, Weißdornextrakt (Apotheke)
Wirkung: herzstärkend, herzberuhigend, durchblutungsfördernd an den Herzkranzgefäßen
Indikationen: erhöhter Blutdruck, nervöse Herzbeschwerden, Herzschwäche

Rosmarin-Oxymel

Bevorzugte Pflanzenteile: frische oder getrocknete Rosmarinnadeln
Wirkung: durchblutungsfördernd, wärmend, muskelentspannend, kräftigend, anregend

Indikationen: niedriger Blutdruck, Kreislaufschwäche, rheumatische Beschwerden

Rosskastanien-Oxymel-Salbe

Bevorzugte Pflanzenteile: Rosskastanienextrakt (Apotheke)
Wirkung: durchblutungsfördernd, die Gefäßwände festigend, entwässernd
Indikationen: Venenleiden, Krampfadern, Wasseransammlungen

Magen und Darm

Ingwer-Zimt-Oxymel

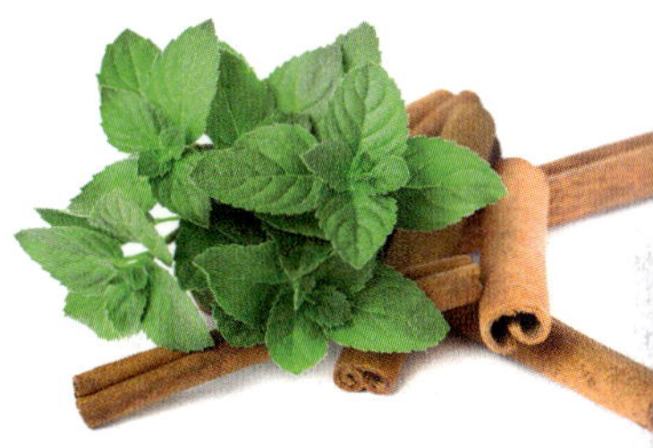

Bevorzugte Pflanzenteile: frische Ingwerwurzel, Zimtstangen
Wirkung: entzündungshemmend, verdauungsregulierend, wärmend, appetitanregend
Indikationen: Appetitlosigkeit, Übelkeit, Reisekrankheit, Erkältung, Verdauungsprobleme

Pfefferminz-Oxymel

Bevorzugte Pflanzenteile: frische Pfefferminzblätter
Wirkung: hustenstillend, antibakteriell, krampflösend, verdauungsregulierend
Indikationen: Bauchweh, Übelkeit, Muskelschmerzen

Kümmel-Oxymel

Bevorzugte Pflanzenteile: Kümmelfrüchte
Wirkung: entblähend, krampflösend, verdauungsfördernd, appetitanregend, entzündungshemmend
Indikationen: Blähungen, Bauchschmerzen, Völlegefühl

Fenchel-Oxymel

Bevorzugte Pflanzenteile: Fenchelfrüchte
Wirkung: krampflösend, antibakteriell, entzündungshemmend
Indikationen: Übelkeit, Erbrechen, Husten

Liebstöckel-Oxymel

Bevorzugte Pflanzenteile: „frisches Liebstöckelkraut

Wirkung: entzündungshemmend, verdauungsfördernd, beruhigend, harntreibend

Indikationen: Sodbrennen, Verdauungsprobleme, Blaseninfekte

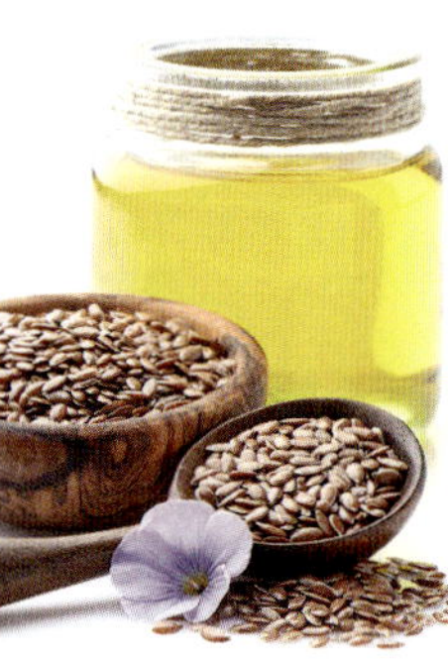

Leinsamen-Oxymel

Bevorzugte Pflanzenteile: Leinsamen

Wirkung: verdauungsregulierend, darmflorafördernd, stoffwechselregulierend

Indikationen: Verstopfung, Darmträgheit, Stoffwechselprobleme

Leber und Galle

Löwenzahn-Oxymel

Bevorzugte Pflanzenteile: frische Löwenzahnblätter und -blüten

Wirkung: verdauungsanregend, gallenflussfördernd, entgiftend, reinigend

Indikationen: Gallen- und Leberprobleme, Stoffwechselstörungen wie Gicht, rheumatische Erkrankungen

Artischocken-Oxymel

Bevorzugte Pflanzenteile: Artischockenextrakt oder frisches Artischockengemüse

Wirkung: gallenflussfördernd, blutfettsenkend, leberstärkend

Indikationen: Leber- und Gallenschwäche, Blutfetterhöhung, Verdauungsprobleme

Blase und weibliche Geschlechtsorgane

Brunnenkresse-Oxymel

Bevorzugte Pflanzenteile: frische Brunnenkresse

Wirkung: anregend, antibakteriell, blutreinigend, harntreibend, schleimlösend

Indikationen: Harnwegsinfekte, Blasenentzündung, Verdauungsprobleme, Infektanfälligkeit

Schafgarbe-Oxymel

Bevorzugte Pflanzenteile: frische Schafgarbenblätter und -blüten
Wirkung: adstringierend, entzündungshemmend, appetitanregend, verdauungsfördernd
Indikationen: Menstruationsprobleme, Völlegefühl, Blähungen, Gallenschwäche

Frauenmantel-Oxymel

Bevorzugte Pflanzenteile: frisches Frauenmantelkraut
Wirkung: adstringierend, entzündungshemmend, krampflösend
Indikationen: Menstruationsbeschwerden, Scheidenentzündung, Magen-Darm-Probleme

Knochen und Muskeln

Eukalyptus-Oxymel-Salbe (äußerlich)

Bevorzugte Substanz: Eukalyptusöl (Apotheke)
Wirkung: schmerzlindernd, entzündungshemmend, antimikrobiell
Indikationen: rheumatische Beschwerden, Arthrose, Arthritis

Brennnessel-Oxymel

Bevorzugte Pflanzenteile: frische Brennnesselblätter und -blüten
Wirkung: stoffwechselanregend, blutreinigend, harntreibend, durchblutungsfördernd
Indikationen: rheumatische Beschwerden, Stoffwechselstörungen wie Gicht, Harnwegsprobleme

Arnika-Oxymel-Salbe (äußerlich)

Bevorzugte Pflanzenteile: frische Arnikablüten
Wirkung: schmerzlindernd, entzündungshemmend, wundheilend, geweberegenerierend

Indikationen: Sehnenscheidenentzündung, Prellung, Blutergüsse, Verstauchung

Haut und Nägel

Kamillen-Oxymel-Tinktur (äußerlich)

Bevorzugte Pflanzenteile: frische Kamillenblüten
Wirkung: entzündungshemmend, antibakteriell, hautregenerierend, hautberuhigend
Indikationen: Akne, Ekzeme, Furunkel

Malve-Oxymel-Tinktur (innerlich und äußerlich)

Bevorzugte Pflanzenteile: frische Malvenblüten und -blätter
Wirkung: reizlindernd, beruhigend, hautschützend, hustenstillend
Indikationen: Hautreizungen, Ekzeme, Husten

Ringelblumen-Oxymel-Salbe

Bevorzugte Pflanzenteile: frische Ringelblumenblüten
Wirkung: wundheilend, hautregenerierend, abwehrsteigernd
Indikationen: Wunden, Furunkel, Ekzeme, Abwehrschwäche

Johanniskraut-Ringelblumen-Oxymel-Balsam (äußerlich)

Bevorzugte Pflanzenteile: frische Johanniskraut- und Ringelblumenblüten
Wirkung: wundheilend, beruhigend, regenerierend, entzündungshemmend
Indikationen: Hautreizungen, Nagelbettentzündung, Akne, Ekzeme

Immunsystem und Stoffwechsel

Lindenblüten-Oxymel

Bevorzugte Pflanzenteile: frische oder getrocknete Lindenblüten
Wirkung: schleimlösend, schweißtreibend, reizlindernd, entgiftend
Indikationen: Fieber, grippale Infekte, Erkältung

Sanddorn-Oxymel

Bevorzugte Pflanzenteile: frische Sanddornfrüchte
Wirkung: abwehrstärkend, entzündungshemmend, kräftigend
Indikationen: Infektanfälligkeit, Abwehrschwäche, Ekzeme, Entzündungen

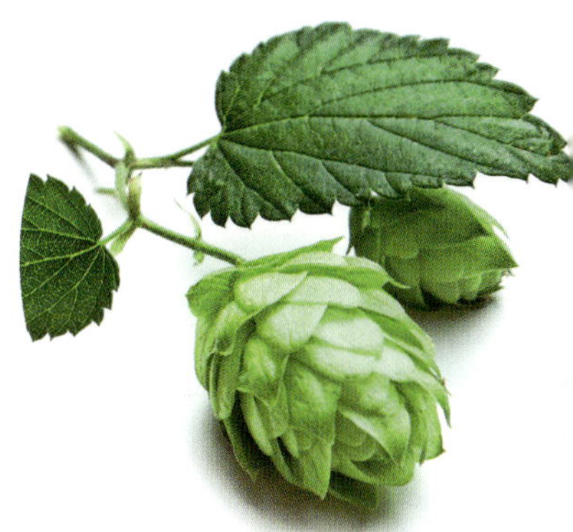

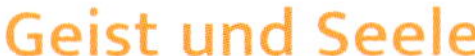

Geist und Seele

Melissen-Oxymel

Bevorzugte Pflanzenteile: frische Melissenblätter
Wirkung: entkrampfend, beruhigend, regulierend, ausgleichend
Indikationen: Unruhe, Ärger, Nervosität, nervöse Magen-, Darm- und Herzbeschwerden, Schlafstörungen

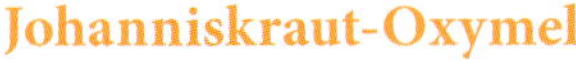

Johanniskraut-Oxymel

Bevorzugte Pflanzenteile: frische Johanniskrautblüten
Wirkung: entspannend, stimmungsaufhellend, beruhigend, ausgleichend
Indikationen: depressive Verstimmungen, Unausgeglichenheit, Stimmungsschwankungen

Lavendel-Oxymel

Bevorzugte Pflanzenteile: frische Lavendelblüten und -blätter
Wirkung: beruhigend, ausgleichend, krampflösend, blähungstreibend
Indikationen: Nervosität, Unruhe, Anspannungen, nervöse Magen-Darm-Probleme, Blähungen, Völlegefühl

Hopfen-Oxymel

Bevorzugte Pflanzenteile: frische oder getrocknete Hopfenzapfen
Wirkung: beruhigend, sedativ, schlaffördernd, angstlösend
Indikationen: Ein- und Durchschlafstörungen, Ängste, innere Unruhe

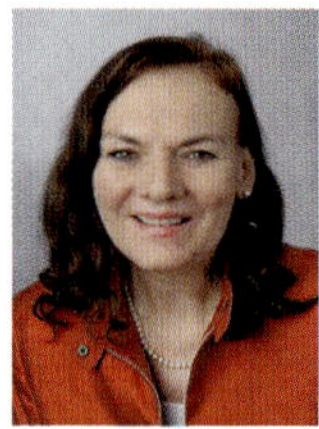

Die Autorin:

Dr. med. Heike Bueß-Kovács ist Ärztin und Medizinjournalistin. Neben ihrer Tätigkeit als freie Redakteurin und Moderatorin hat sie zahlreiche Zeitschriftenartikel und Ratgeber rund um die Themen Gesundheit, Prävention, Medizin und Forschung veröffentlicht.

Bilder:

Adobe Stock: katekrsk (4), phive2015 (7), Irina Ukrainets (9), Umair (10), terra.incognita (12), vera (14), forty-forks (15), stivog (16), Marek Gottschalk (18), Microgen (20), Tatiana (21), Stefani Brügge (22), Maryana (23), photohampster (24), ExQuisine (24), anaumenko (25), Pixel-Shot (27), globalmoments (27), Galina Atroshchenko (27), Africa Studio (27), lielos (27), FotoHelin (27), WitR (28), Massimo Todaro (28), kharchenkoirina (28), oxie99 (29), Davivd (30), anatoliycherkas (32), Anne (33), Guy Pracros (34), Masson (35), pagnacco (38), New Africa (40), oilslo (42), Manuel (44), zatletic (44), chamillew (46), Angela Kohlschmitt (47), Sebastian Duda (48), somegirl (50), traveldia (52), franzdell (54), Markus Wegmann (55), pat_hastings (56), Iurii Kachkovskyi (57), Anela R/peopleimages.com (59), mintra (60), Valentina R. (60), Viktor Pravdica (60), NDABCREATIVITY (61), Maygutyak (61), Nicole Effinger (61), Vadym (62), lielos (63), KMPZZZ (64), Dragana Gordic (65), BillionPhotos.com (66), New Africa (67), Mangostar (68), Angelo/peopleimages.com (69), Shisu_ka (70), svetlana_nsk (71), Scisetti Alfio (72), Africa Studio (73), leszekglasner (74), Graphicroyalty (75), chamillew (76), Rasi (77), saulich84 (78), Prostock-studio (79), Volodymyr (80), Yakobchuk Olena (81), kleberpicui (82), Elena (83), Annett Seidler (84), Donson/peopleimages.com (85), Pixel-Shot (86), yanadjan (87), Drazen (88), syuntarou (89), Printemps (90), schmaelterphoto (91), Heike Rau (92), Tatiana (93), mi_viri (94), Lucas (95), nungning20 (96), Robertson/peopleimages.com (98), Heiko Küverling (100), Dušan Zidar (101), ipopba (102), Maryna (103), Daniil (104), martine wagner (105), Günter Menzl (107), Alexander Raths (108), Valerii Honcharuk (109), Rido (110), Matei (111), pixs:sell (112), mmphoto (113), PhotoSG (114), Dionisvera 115), New Africa (116), naka (117), PheelingsMedia (118), Olga (120), George Dolgikh (122), HappyTime19 (124), Monika Wisniewska (126), Robert Kneschke (129), freepeoplea (130), bartjan (132), Artem Shadrin (134), New Africa (136), EOL STUDIOS (138), yanadjan (140), emuck (142), elena (143), Mykhaylo (145), New Africa (146), ARTFULLY-79 (150), Eskymaks (152), Grafvision (153), nungning20 (154), vandycandy (155), Dionisvera (156), Oleg Zhukov (159)

Wikimedia: Christoph Weigel – Deutsche Fotothek(19), The Yorck Project (2002) 10.000 Meisterwerke der Malerei (DVD-ROM), distributed by DIRECTMEDIA Publishing GmbH. ISBN: 3936122202. (29), Virgil (39)

Adressen

Kneipp-Bund e. V.
Adolf-Scholz-Allee 6–8
86825 Bad Wörishofen
Telefon: 08247/3002-102
E-Mail: bundesverband@kneippbund.de
Website: www.kneippbund.de

Verband Deutscher Kneippheilbäder und Kneippkurorte
Kölner Straße 13
53902 Bad Münstereiffel
Telefon: 02253/544688
E-Mail: info@kneippverband.de
Website: www.kneippverband.de

Deutscher Apitherapiebund e. V.
Weidenbachring 14
82362 Weilheim-Marnbach
Telefon: 0881/92451395
E-Mail: verwaltung@apitherapie.de
Website: www.apitherapie.de

Deutscher Imkerbund e. V.
Villiper Hauptstraße 3
53343 Wachtberg-Villip
Telefon: 0228/932920
E-Mail: info@imkerbund.de
Website: www.deutscherimkerbund.de